腰椎间盘突出症的非手术疗法（第二版）

主编　李平华　黄先学　刘现景

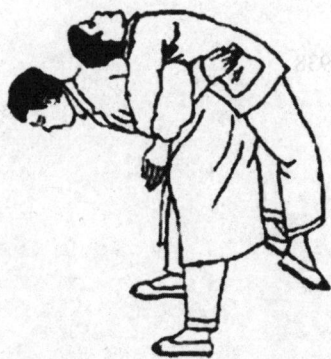

中国医药科技出版社

内 容 提 要

　　本书为防治腰椎间盘突出症的小册子，介绍了腰部的解剖与生理、腰椎间盘突出症的病因病机，诊断与鉴别诊断，药物治疗，针刺、小针刀、穴位注射、封闭、推拿、物理等疗法，功能锻炼及预防。本书内容简明，图文并茂，可读性强，适于基层医务人员、初学者及腰椎间盘突出症患者阅读参考。

图书在版编目（CIP）数据

　　腰椎间盘突出症的非手术治疗／李平华，黄先学，刘现景主编. —2 版. —北京：中国医药科技出版社，2015. 6

　　ISBN 978 - 7 - 5067 - 7578 - 6

　　Ⅰ. ①腰… Ⅱ. ①李…②黄…③刘… Ⅲ. ①腰椎 – 椎间盘突出 – 治疗

　　Ⅳ. ①R681. 505

　　中国版本图书馆 CIP 数据核字（2015）第 113804 号

美术编辑　　陈君杞
版式设计　　郭小平

出版　　中国医药科技出版社
地址　　北京市海淀区文慧园北路甲 22 号
邮编　　100082
电话　　发行：010 - 62227427　　邮购：010 - 62236938
网址　　www. cmstp. com
规格　　958 × 650mm¼₆
印张　　13
字数　　172 千字
初版　　2011 年 10 月第 1 版
版次　　2015 年 6 月第 2 版
印次　　2024 年 4 月第 5 次印刷
印刷　　大厂回族自治县彩虹印刷有限公司
经销　　全国各地新华书店
书号　　ISBN 978 - 7 - 5067 - 7578 - 6
定价　　**28. 00 元**

本社图书如存在印装质量问题请与本社联系调换

再版前言

本书自 2011 年出版发行以来，由于内容简明实用受到读者的欢迎，同时读者来信也反映了部分不足之处，提出了一些修改意见，随着医疗水平的发展，我们对本病的认识、治疗方法也有所发展，疗效有所提高，为了满足读者的要求，我们采纳了部分修改意见，进行了修订。

本次修订的内容：①增补了病因病机等方面的内容，以帮助读者认识本病；②增补了部分中成药、西药、外用药，增加了灵枢九针、肌筋膜触发点、皮内针、埋线、意象手针、十字针灸、手足三针等疗法，将体针、挑刺、刺络放血等疗法放入灵枢九针，并增加、挖掘、完善了灵枢九针内容，以提高治疗效果，利于康复；③增补了 48 幅图，看了更直观，便于读者参考、学习、应用；④修订了原版的一些错误；⑤完善了某些叙述。

通过修订，我们认为，本书的质量有了较大提高，内容更加新颖实用，更具可读性，但由于我们水平有限，其中不足之处在所难免，敬请同道、广大读者批评指正。灵枢九针专家孟祥俊、全国优秀中医临床人才王金桥主任医师提出了很好的修改意见，在此表示感谢。

编　者
2015 年 3 月

前　言

　　腰椎间盘突出症为临床常见病、多发病，随着 CT 等医疗设备的普及，对于腰椎间盘突出症的诊断有了新的认识，以往常见的腰痛、坐骨神经痛等多为腰椎间盘突出症引起，使治疗更具有针对性。

　　腰椎间盘突出症的治疗首选保守疗法，包括腰腿疼痛比较严重的患者，多可获得满意的疗效，使临床症状短期内消失，故我们介绍了一些常用的非手术疗法，极少数需手术治疗者我们没有涉及。本书为防治腰间盘突出症的小册子，介绍了腰部的解剖与生理，腰椎间突出症的病因病机，诊断与鉴别诊断，药物治疗，针刺、小针刀、穴位注射、封闭、推拿、物理等疗法，功能锻炼及预防等内容，适合基层医务人员、初学者及患者参考阅读。

　　由于编者水平所限，本书难免有不完善的地方，敬请广大读者批评指正。

编　者

2011 年 5 月

目　录

第一章　腰部的解剖与生理 ……………………………………… 1
　一、腰椎 …………………………………………………………… 1
　二、椎间盘 ………………………………………………………… 4
　三、关节囊及韧带 ………………………………………………… 7
　四、腰部肌肉、筋膜 ……………………………………………… 10
　五、腰部神经 ……………………………………………………… 14
　六、腰部血管 ……………………………………………………… 18
　七、腰部活动度 …………………………………………………… 19

第二章　病因病机 ………………………………………………… 20
　一、中医病因病机 ………………………………………………… 20
　二、西医病因病机 ………………………………………………… 24

第三章　腰椎间盘突出症的诊断与鉴别诊断 ………………… 29
　一、诊断 …………………………………………………………… 29
　二、分类 …………………………………………………………… 39
　三、鉴别诊断 ……………………………………………………… 43

第四章　药物治疗 ………………………………………………… 49
　一、中药汤剂 ……………………………………………………… 49
　二、中成药 ………………………………………………………… 51
　三、西药 …………………………………………………………… 60
　四、外用药 ………………………………………………………… 67

第五章　针刺疗法 ……………………………………… 75
　　一、灵枢九针疗法 ………………………………… 75
　　二、浮针疗法 ……………………………………… 97
　　三、踝针疗法 ……………………………………… 99
　　四、平衡针疗法 ………………………………… 100
　　五、密集型银质针疗法 ………………………… 101
　　六、脊针疗法 …………………………………… 102
　　七、意象手针疗法 ……………………………… 102
　　八、电针疗法 …………………………………… 103
　　九、耳针疗法 …………………………………… 103
　　十、头针疗法 …………………………………… 107
　　十一、火针疗法 ………………………………… 108
　　十二、八字针灸疗法 …………………………… 110
　　十三、经筋疗法 ………………………………… 114
　　十四、肌筋膜触发点 …………………………… 115
　　十五、皮内针疗法 ……………………………… 119
　　十六、埋线疗法 ………………………………… 120
　　十七、手足三针疗法 …………………………… 122

第六章　小针刀疗法 …………………………… 125
　　一、治疗机制 …………………………………… 125
　　二、进针规程 …………………………………… 127
　　三、操作方法 …………………………………… 128
　　四、治疗方法 …………………………………… 129
　　五、注意事项 …………………………………… 133

第七章　穴位注射 ……………………………… 135
　　一、作用及特点 ………………………………… 135
　　二、常用药物 …………………………………… 136
　　三、穴位选择 …………………………………… 140
　　四、操作方法 …………………………………… 141

五、注意事项 ……………………………………… 142

第八章　封闭疗法 ………………………………… 143

一、封闭的作用 …………………………………… 143

二、常用封闭药物 ………………………………… 144

三、封闭方法 ……………………………………… 146

四、神经阻滞 ……………………………………… 149

五、枝川疗法 ……………………………………… 151

六、骶疗 …………………………………………… 152

第九章　推拿疗法 ………………………………… 154

一、作用原理 ……………………………………… 154

二、禁忌症 ………………………………………… 155

三、手法治疗 ……………………………………… 155

四、自我按摩 ……………………………………… 166

五、整脊疗法 ……………………………………… 168

第十章　物理疗法 ………………………………… 170

一、电疗法 ………………………………………… 170

二、磁疗法 ………………………………………… 175

三、光疗法 ………………………………………… 176

四、激光疗法 ……………………………………… 178

五、超声波疗法 …………………………………… 179

六、石蜡疗法 ……………………………………… 180

七、牵引疗法 ……………………………………… 180

八、灸法 …………………………………………… 182

九、腰围疗法 ……………………………………… 183

十、刮痧疗法 ……………………………………… 183

十一、拔罐法 ……………………………………… 188

第十一章　功能锻炼及预防 ……………………… 189

一、功能锻炼的作用 ……………………………… 189

二、功能锻炼的原则 ………………………………… 191

三、功能锻炼的方法 ………………………………… 192

四、注意事项 ………………………………………… 194

五、预防 ……………………………………………… 195

参考文献 …………………………………………… 198

第一章　腰部的解剖与生理

一、腰椎

腰椎包括椎体、椎板、棘突、横突、关节突、椎间孔、椎管等（图1-1）。

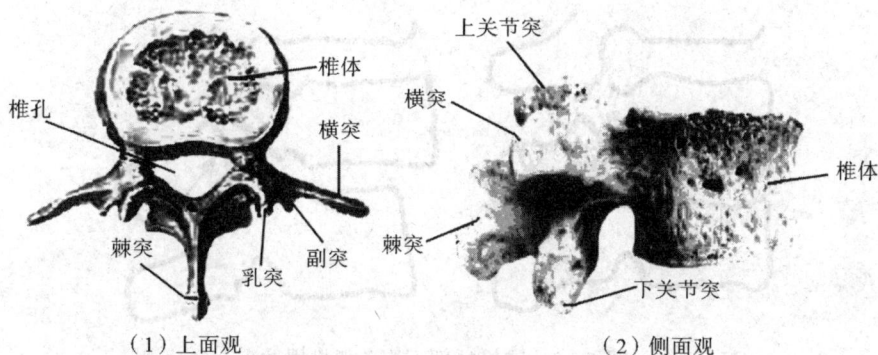

（1）上面观　　　　　　　　　（2）侧面观

图1-1　腰椎

1. 椎体

腰椎椎体有5块，因负重在所有椎体中最大，故体积也最大，腰椎体自 $L_1 \sim L_4$ 逐渐增大，与其负重自上至下逐渐增加相一致，到 L_5 下部时，由于部分重力经腰骶椎间关节传至骶髂关节， L_5 椎体下部承受的重力小于上部，其下部较 L_4 相比变小。腰椎体呈肾形，上下扁平，横径大于矢状径，自 $L_1 \sim L_5$ 愈向下愈明显。每个椎体的上、下横径，矢状径均大于中横径、矢状径。每个椎体的下横径除 L_5 外均大于上横径，每个椎体的下矢状径除 L_5 外均大于上矢状径。腰椎体前缘高度自 $L_1 \sim$ L_5 逐渐增高，而后缘逐渐减低，前后缘高度之比 L_1 为0.88， L_5 为

1.17，前后缘的差距保证了腰椎生理弯曲的产生。

2. 椎板

腰椎板较厚，并略向后下倾斜，因此椎孔下部比上部大。两侧椎板会合成椎板夹角，夹角变小，也能影响椎管的狭窄程度。

3. 椎弓根

腰椎的椎弓根自椎体发生，伸向后外，椎弓根上部为上切迹，下部为下切迹，腰椎上切迹较小，自 L_1 向下矢状顺序向下，下切迹较大，各腰椎弓根区别不大，板弓根较厚，且自上向下逐渐增厚，L_5 约为 L_1、L_2 之和。由于发育障碍、外伤等原因椎弓根断裂，称为椎弓根崩裂，以 L_4、L_5 最为常见，L_5 最多，易形成腰椎滑脱（图 1 - 2），常合并腰椎间盘脱出。引起韧带、肌肉、神经的损伤、压迫等。

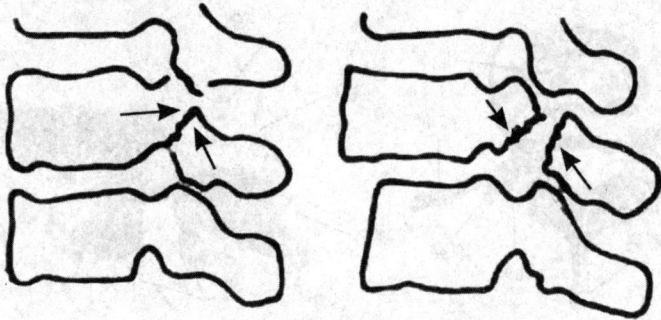

图 1 - 2　腰椎峡部不连及脊椎滑脱

4. 关节突

腰椎的上关节突由椎弓根发出向内，下关节突由椎板发出向外，上一腰椎的下关节突与下一腰椎的上关节突相接形成椎间关节，属滑膜关节，可有一定活动度，此关节肥大增生，可压迫脊神经，椎间关节的方向呈矢状位，利于腰椎的屈伸活动，向下逐渐变成斜位，至 L_5 几于呈冠状位。L_5 上关节突的关节面多呈凹面型，少数为平面型，下关节突的关节面以凹面型、平面型为主。腰椎关节突可以增大，在后外侧突向椎管或向前突至侧隐窝，使椎管呈三叶形，可引起侧隐窝狭窄。

5. 横突

腰椎横突在发生上由肋部和横突部愈合而成，由椎弓根与椎板汇合处向外突出，横突较薄，呈带状与腹壁外形相适应。L₃横突最长且弯度大，活动也多，其受到的压力也最大，其上附着的筋膜、腱膜、韧带、肌肉承受的拉力较大，易损伤形成L₃横突综合征，其次长度为L₂、L₄，L₁、L₅最短，L₅横突短粗，呈圆锥形，自椎体与椎弓根连接处发出，如果过度发育与骶椎融合，则为腰椎骶化，如果一侧肥大与骶骨融合，由于影响腰部活动易形成腰痛。横突根部后下侧有一小结节，称为副突。在上关节突的后缘有一卵圆形隆起，称为乳突，腰椎副突与乳突之间可形成浅沟、切迹、孔、管。L₁为沟，L₄多为内切迹，孔、管自L₃以下逐渐增多，为人体负重及重力向下传递之故。腰神经后内侧支由此沟、孔、管中穿行，若骨质增生则该神经受压。

6. 棘突

腰椎的棘突呈长方形骨板，水平伸向后方，后缘较厚，末端膨大，下方如梨状，为多裂肌腱附着处，腰椎的棘突具有杠杆作用，有肌肉韧带附着，增加了腰椎的稳定性。

7. 椎间孔

由上一腰椎的下切迹与下一腰椎的上切迹构成的骨性管道，前方为椎体、椎间盘和后纵韧带，后方为椎间关节囊及黄韧带，是脊神经离开脊髓的孔道，神经在椎间孔的管道中，被一些蜂窝组织和小血管所包绕，神经根自离开硬膜囊至出椎间孔的过程为神经根管，内侧为侧隐窝，外侧为椎间孔，椎间关节增生、椎间盘脱出等可使椎间孔变小而压迫神经根。

8. 椎管

腰椎由椎体、椎弓根、椎板等围成椎孔，L₁~L₂椎孔多呈卵圆形，L₃~L₄多呈三角形，L₅多呈三叶形（图1-3）。由各腰椎孔连成椎管，椎管前界为椎体、椎间盘纤维环后面、后纵韧带，后界为椎板、棘突基底、黄韧带，两侧为椎弓根，后外侧为关节突。腰椎管自L₁~L₂间隙以下含马尾神经根，被硬脊膜包围的部分形成硬膜囊，各神经根自硬膜鞘袖发出，经神经根管从椎间孔穿出。腰椎管矢径自椎体后缘中点至棘突基底，平均为17mm，横径为两椎弓根内面连接，平均24mm，二径中以矢状径最为重要，如矢状径小于13mm，横径小于18mm，可定为椎管狭窄。椎管正常时，硬脊膜周围有空间允许神经鞘活动，椎管狭窄时，硬脊膜、神经根被紧紧包裹，一旦椎管容积减少，腰椎从屈曲位至伸展位运动时而受到障碍，行走时，腰椎前凸增加，神经受到牵挂，影响微循环，延迟神经传导，出现间歇性跛行，坐位或蹲位轻度后凸，容积增加，血供增加而症状缓解。

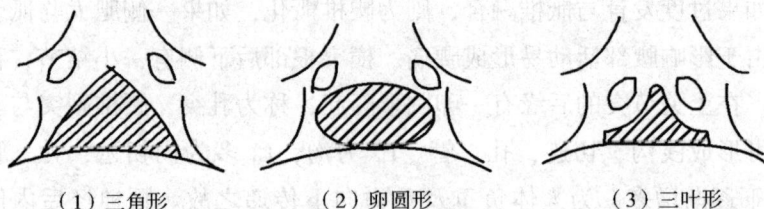

（1）三角形　　　　（2）卵圆形　　　　（3）三叶形

图1-3　椎孔形状

　　盘黄间隙即腰椎间盘与黄韧带之间的间隙，在椎间管内口较小，尤其是下位腰椎，如椎间盘退变，自椎体后方向四周膨出，黄韧带增厚，向前突出，使盘黄间隙进一步狭窄。

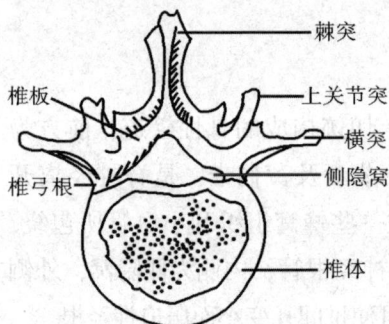

图1-4　椎管侧隐窝

　　侧隐窝（图1-4）为侧椎管，是椎管最狭窄部分，为神经根的通道，前界为椎体椎间盘后缘，后面为关节突前面、椎板与椎弓根连接处，外面为椎弓根的内面，入口相当于关节突前缘平面，向外下续为椎间孔。其矢状径越小，横径越大越狭窄，L_5最易引起侧隐窝狭窄而压迫神经根，腰椎间盘突出易引起侧隐窝狭窄。

二、椎间盘

　　腰椎间盘即腰椎体间的纤维软骨盘，共有5个，为富有弹性的软骨组织，由透明软骨板、纤维环、髓核构成（图1-5）。

1. 透明软骨板

　　透明软骨板也就是椎体的上下软骨面，构成椎体的上下界，也作为髓核的上下界，与相邻椎体分开，软骨板的大小、形态与上下相连的椎体相当，软骨板可在渗透压下将水分等物质扩散至椎间盘，保持椎间盘的弹性，又可承受压力保护椎体，防止椎体遭受压力。

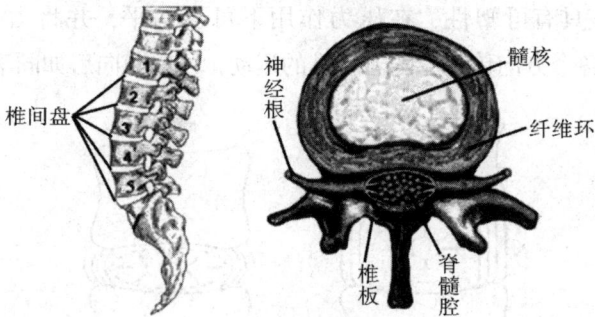

图1-5 腰椎椎间盘

2. 纤维环

纤维环为上下软骨板周围一圈坚强的纤维组织，由胶原纤维、纤维软骨组成，纤维环呈同心层排列，各纤维的方向彼此交错，外层主要是I型胶原纤维，排列密集，部分纤维插入椎体，内层由II型胶原纤维，与外层相比，缺乏明显的板状排列，最内层与髓核的细胞间基质相融合，无明显界限。纤维环由一系列板层构成，每个板层的纤维在两个椎体间斜行，并以一定角度越过邻近板层，相邻纤维层的交叉排列，可使纤维环承受较大压力。纤维环的前部，外侧部较后部宽约一倍，后部层次少，较窄，相邻层的纤维接近平行，较易破裂，形成腰椎间盘突出病变。纤维环连接相邻椎体，甚为坚固，紧密附着于软骨板上，保持了腰脊椎的稳定性，使腰脊椎在运动时作为一个整体。

3. 髓核

髓核是一种富有弹韧性半液体半透明的胶状物，由软骨样细胞、胶原纤维、多糖蛋白质组成，使髓核具有高度唨吸能力。髓核富含水分，约占85%，随着年龄增长，水分逐渐减少，含水量与压力有关，压力小时，水分较多，压力越大，水分越少。髓核由上下软骨板及周围的纤维环构成一个密闭系统（图1-6），通过软骨板进行物质交换。正常髓核各方面的压力相等，

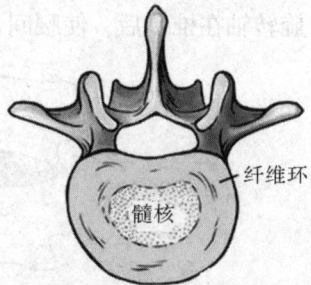

图1-6 椎间盘的构造

中心重力可向各个方向膨出。

髓核位于纤维环的中后部，随外部压力而改变其位置和形状（图1-7），髓核具有可塑性，在压力作用下可变扁平，并将力平均向软骨板、纤维环各个方向传布，随着腰椎的运动，可向前向后如同滚球样活动。

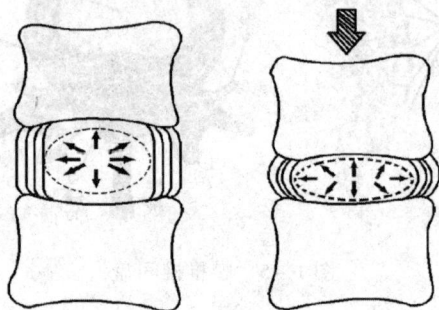

（1）松弛时　　　　　　　　（2）受压时

图1-7　髓核内压力

椎间盘是椎体间主要的连接与支持结构，也是腰椎运动及吸收震荡压力的结构，起到了弹性垫的作用，将施加于腰椎的力吸收并重新分布，能平衡缓冲外力。起到保护腰椎，控制腰椎活动的作用。椎间盘一直处于正压下，由重力、肌肉张力、肌肉运动共同产生，人躺下后因重力减少，肌肉松弛而压力减少。椎间盘受到外力变形后，能迅速恢复原来状态。椎间盘的面积较小。但可承受相当大的力量，髓核能将承受到压力朝所有方向转移，可将施加于纤维环的纵向压力转为水平向冲击力，纤维环的弹性可消除髓核而来的冲击力。脊柱伸直时，髓核内液体流向前方，屈曲时流向后方（图1-8），将上面来的压力平均分布于椎间盘内部。传递至下位的椎体，腰椎除屈伸运动外，还有旋转及扭转运动，其旋转轴在椎体后，使腰间盘承受更多的剪应力，尤其是 $L_4 \sim L_5$，$L_5 \sim S_1$。

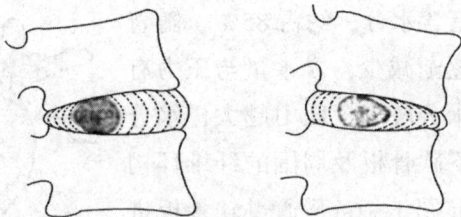

图1-8　髓核随脊柱伸屈向前后移动

腰椎间盘随年龄增长发生脱水和纤维化等退行性变，失去弹韧性，引起萎缩，表现为椎间隙狭窄、椎体边缘不整、骨密度增高、髓核后移、椎间盘进一步退变，向周围膨出，在椎体边缘掀起前纵韧带，形成唇样变，腰椎间盘脱出引起椎间孔变窄、侧隐窝狭窄，压迫神经根等。

三、关节囊及韧带

1. 关节囊

腰椎关节突关节囊主要位于关节突后外侧部，关节囊的最内层为关节滑膜，向关节间隙内突出形成皱褶，外层为纤维层，囊外有多裂肌附着，前内侧的关节的关节囊大部分为黄韧带。滑膜层和滑膜皱褶产生滑液，营养和润滑关节，同时滑膜皱褶还有垫托作用，垫于相邻两关节面间或关节软骨表面的凹窝内，使关节面光滑利于活动。若关节滑膜皱褶被挤压到相邻关节面之间，为关节滑膜嵌顿综合征，可产生剧烈疼痛。

2. 韧带

腰椎之间主要有前纵韧带、后纵韧带、黄韧带、棘间韧带、棘上韧带、横突间韧带等（图1-9）。

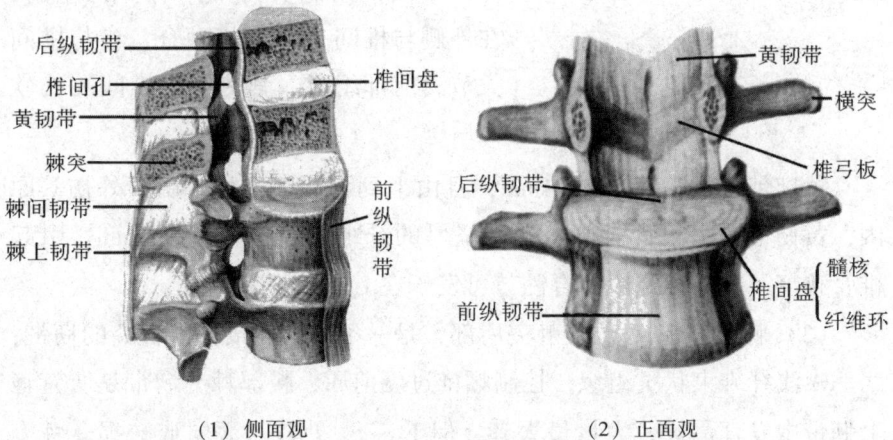

后纵韧带　椎间盘
椎间孔
黄韧带
棘突　前纵韧带
棘间韧带
棘上韧带

黄韧带　横突
后纵韧带　椎弓板
前纵韧带　椎间盘｛髓核　纤维环

（1）侧面观　（2）正面观

图1-9　腰椎韧带

（1）前后纵韧带　前纵韧带位于椎体的前面，借纤维束紧密附着于腰椎边缘，前纵韧带由三层纵行纤维构成，浅层跨越3~4个椎体，中层跨越2~3个椎体，深层连接两个椎体，前纵韧带在腰部较宽，最为发达，非常坚强，前纵韧带有限制腰椎过度后伸的作用，并防止椎间盘向前突出。后纵韧带位于椎体后部，其纤维呈齿状，与椎体疏松相连，腰后纵韧带也较发达，但不如前纵韧带，后纵韧带较前纵韧带窄，且宽窄不齐，在椎间盘处变宽，但不能完全遮盖椎体的后部和椎间盘，韧带的中间部较厚而两侧延展部较薄，椎间盘易向后外侧突出形成腰椎间盘突出症，后纵韧带有限制腰椎过度前屈的作用，若肥厚、骨化，可向后压迫脊髓。在 CT 上，前后纵韧带不显影，在 MRI 上，前纵韧带与椎体前面骨难以分开，而后纵韧带为一薄层低信号带。

（2）黄韧带　黄韧带由薄而坚韧的黄色弹力组织构成，所含弹力纤维最高，

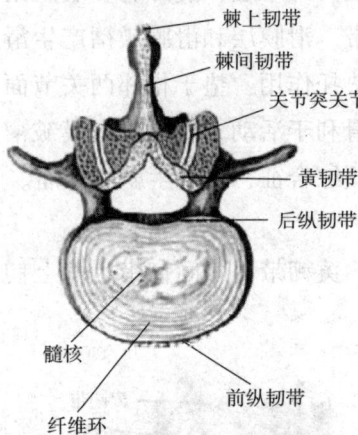

图 1 - 10　黄韧带

黄韧带纤维方向近于垂直呈节段性，连接并位于相邻的椎弓根，在上附着于上一椎板下缘的前面，向外至同一椎体下关节突的根部，直至横突根部，在下附着于下一椎板上缘后面，犹如瓦屋互相叠盖，黄韧带左右对称（图 1 - 10），在正中线，两侧黄韧带间有少许脂肪，在外侧与椎间关节囊相融合，参与椎间关节囊前部组成，其侧缘为椎间孔的软性后壁。

黄韧带正常厚度为 2 ~ 4mm，且由上到下逐渐增加。由于外伤等原因，黄韧带失去正常柔软，变为坚厚的纤维组织，可超过 6mm，引起椎管狭窄，压迫神经根、脊髓，可发于在 L_4 ~ L_5 之间。

（3）棘上韧带　位于棘突后部，是一条坚韧连接腰椎棘突的韧带，为一表浅纤维束状腱组织。控制腰椎过度前屈，腰部棘上韧带是所有棘上韧带中发育最好，力量最大者，但 L_5 ~ S_1 处较为薄弱或缺损。棘上韧带含有纵行胶原纤维，深部纤维连接相邻棘突，浅部纤维越过 3 ~ 4 个棘突，棘上韧带于中线相接而附着于棘突末端的后方、两侧。长期弯腰其附着点受到牵拉，引起损伤。

（4）棘间韧带　棘间韧带位于两棘突之间，附着于下一椎板上缘

及棘突的基底，朝上后至上一椎骨棘突，棘间韧带的纤维呈三层排列，两侧浅纤维由上一棘突下缘斜向后下，附着于下一棘突上缘和黄韧带，中层纤维由后上向前下，$L_1 \sim L_3$ 棘间韧带分为前、前中、中、后部四部分，$L_4 \sim L_5$、$L_5 \sim S_1$ 棘间韧带只有前、中、后三部分，各部分相互交叉排列。棘间韧带由胶原纤维、少量弹性纤维构成，并含有少量脂肪组织。棘间韧带左右各一，前与黄韧带融合，背侧与脊肌的筋膜和棘上韧带融合。棘间韧带薄而无力，不如棘上韧带坚韧，有腰神经后支分布。棘间韧带有限制腰过度前屈，稳定腰椎的作用，极度弯腰时，由于腰骶部棘上韧带可缺如，棘间韧带可受到高度牵拉，易受损伤。

（5）横突间韧带　横突间韧带为腰部横突间的韧带，横突间韧带分为内外两部，在上腰部外侧部发育不良，仅为薄的一层筋膜，在下腰部，参与构成髂腰韧带，内侧部作腱弓排列，横突间韧带由上向下逐渐增厚，在 $L_5 \sim S_1$ 间隙为髂腰韧带的腰骶部，横突间韧带有保护脊神经后支及血管的作用。

（6）髂腰韧带　位于下腰部（图 1-11），为三角形强韧而肥厚的韧带，由髂嵴后部的内侧面斜向内下至 L_5 横突前面、尖部后面、L_4 横突前面下缘，有限制第 5 腰椎前屈，保护椎间盘的作用。

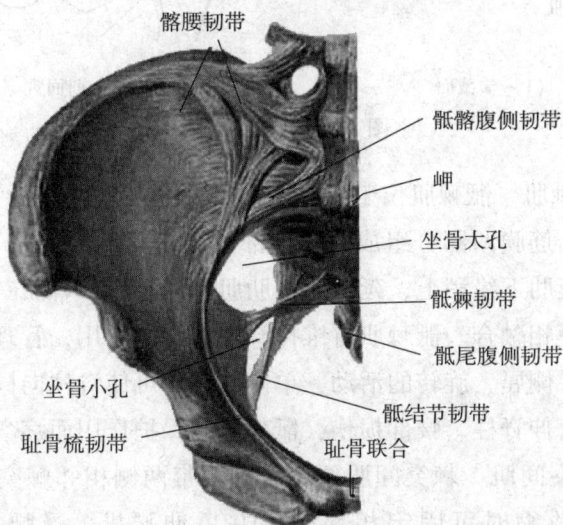

图 1-11　髂腰韧带

四、腰部肌肉、筋膜

(一) 腰部肌肉

腰部肌肉不但对腰椎有良好的支持、固定作用，而且腰椎功能活动靠腰部肌肉来完成，腰部的功能活动有四组肌肉参与完成，有前屈、后伸、侧屈、旋转等组肌肉，每个方向活动都有两组肌肉参与，即协同肌肉收缩与拮抗肌的松弛。

1. 腰部伸肌

有骶棘肌、棘突间肌（图1－12）。

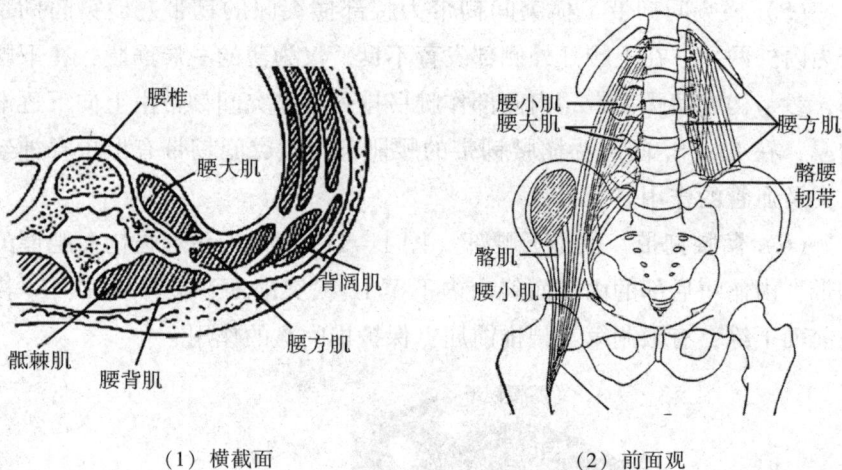

(1) 横截面　　　　　　　　(2) 前面观

图1－12　腰部肌肉

（1）骶棘肌　骶棘肌位于脊柱棘突和肋角的沟内，为一纵行肌群，起点由肌性、筋膜两部分组成，肌性部分起于骶髂骨韧带、髂嵴上部，纤维向上，至肋下缘稍上，延展为髂肋肌、最长肌、棘肌三柱。筋膜部分和腰背筋膜相融合。骶棘肌有维持脊柱直立的作用，管理着腰部开始前屈、后伸、侧屈、旋转的活动，单侧收缩，可使脊柱向同侧倾斜，两侧收缩，可背伸脊柱。腰部损伤，骶棘肌起保护作用而痉挛。

（2）棘突间肌　棘突间肌位于棘间韧带两侧相邻棘突间，和相邻棘突相连，收缩时可固定相邻棘突并后伸腰椎，受腰神经后内支支配。

2. 腰部屈肌

主要有腰大肌、腹直肌。

（1）腰大肌　腰大肌为一长梭形肌肉，位于腰椎体与横突之间的沟内，起于第十二胸椎及全部腰椎的侧面、椎间盘、横突根部，肌肉向下外走形，与腹股沟韧带之下进入大腿，止于股骨小转子（图1-13）。腰大肌可使髋关节前屈，下肢固定时，可使腰前屈。

（2）腹直肌　位于前壁腹中线两侧腹直肌鞘内，为上宽下窄的带形肌，上起

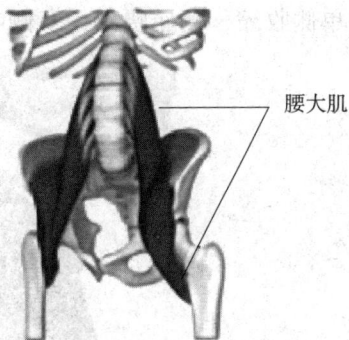

图1-13　腰大肌

于5~7肋软骨及剑突，下止于耻骨联合结节（图1-14），收缩时使腰前屈。

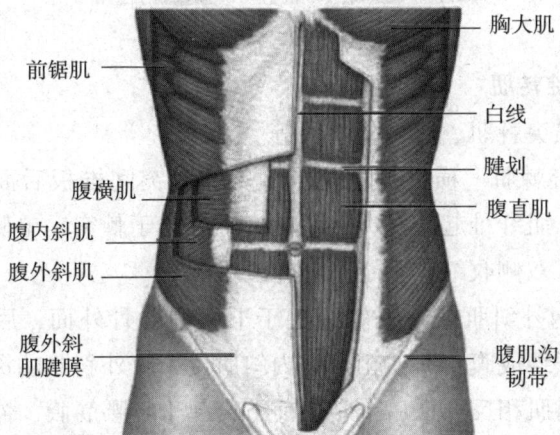

图1-14　腹直肌

3. 腰部侧屈肌

主要有腰方肌、横突间肌。

（1）腰方肌　位于腹后壁脊柱两侧，腰方肌起于髂嵴后背内唇、髂腰韧带、下方腰椎横突，斜向上逐渐变窄，止于第12肋、L_1~L_4横突（图1-15）。腰方肌内侧有腰大肌，后方有骶棘肌之间筋腹的中层，受腰神经前支支配，有下降和固定第12肋，并使脊柱侧屈的作用。两

侧同时收缩可使腰椎向后伸展。

（2）横突间肌　横突间肌连接于上下二横突之间，以颈腰部显著，单侧收缩，侧屈腰部，双侧收缩，固定腰椎，由脊神经后支支配。

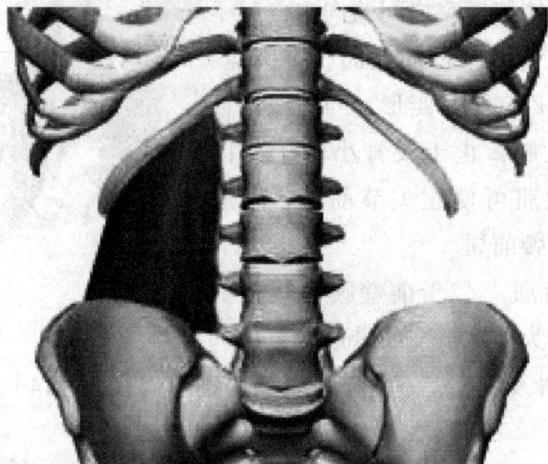

图1-15　腰方肌

4. 腰部旋转肌

主要有横突棘肌、腹内外斜肌等。

（1）横突棘肌　横突棘肌位于横突和棘突间椎板后面的凹陷中为竖棘肌掩盖，肌纤维起于横突，斜向内上方止于棘突，单侧收缩，腰椎向对侧旋转，双侧收缩，固定并背伸腰椎。

（2）腹内外斜肌　腹外斜肌起于下8个肋骨外面，后部纤维止于髂嵴，中部纤维成腹直肌前鞘。腹内斜肌位于腹外斜肌的深面，肌纤维方向与腹外斜肌相反，从后上斜向前下，起于胸腰筋膜、髂嵴、腹股沟韧带，止于下6肋。一侧腹外斜肌和对侧腹内斜肌收缩，可使腰椎转向对侧，同时腹内斜肌收缩，拉腰椎倾向同侧，双侧腹内外斜肌收缩，使腰椎前屈。

（3）多裂肌：该肌肉起于横突，肌纤维短而略斜，向内上斜跨2-4个椎骨，止于棘突根部（图1-16），附着于棘突两面的沟内，在半棘肌的深层，整段脊柱都有，单侧收缩可使躯干向同侧侧屈并转向对侧。受脊神经后支支配。

（4）回旋肌：较短，起于下一椎骨横突及根部，向内上只斜跨一个椎骨，止于上一椎骨棘突根部（图 1 - 16），附着于多裂肌的内面。
单侧收缩可使躯干向同侧侧屈并转向对侧，受脊神经后支支配。

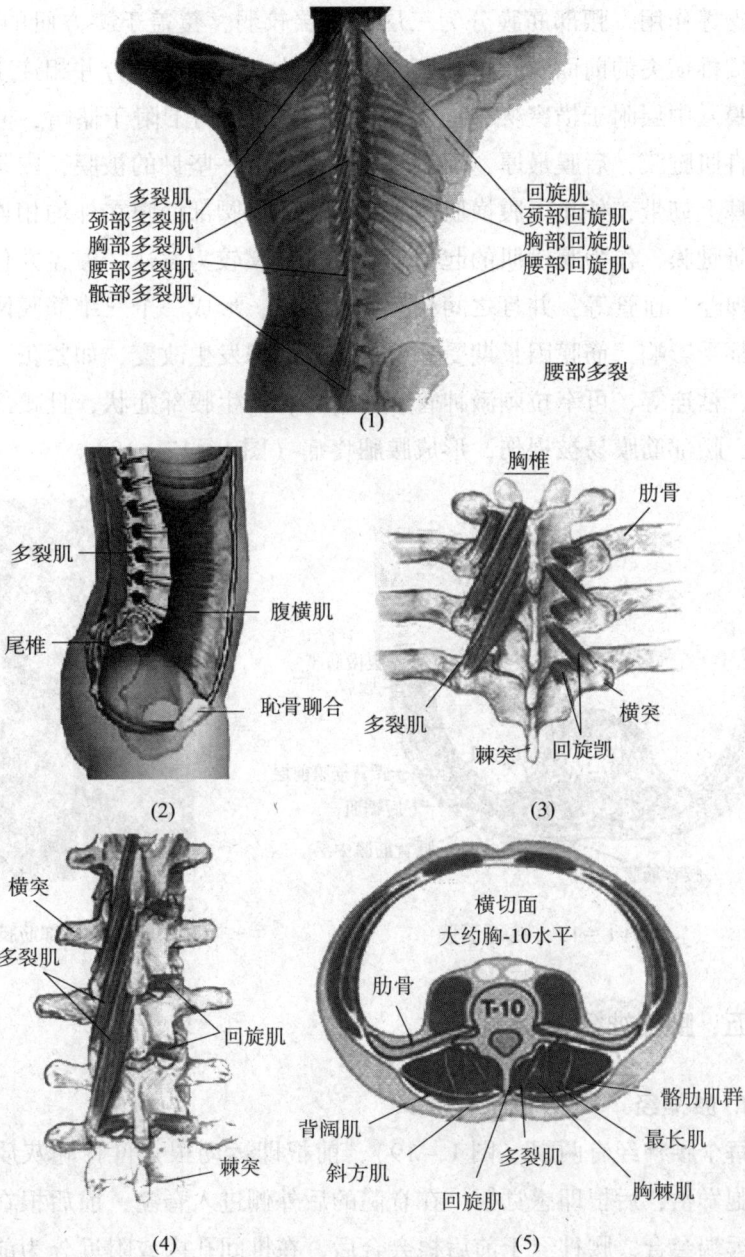

多裂肌
颈部多裂肌
胸部多裂肌
腰部多裂肌
骶部多裂肌

回旋肌
颈部回旋肌
胸部回旋肌
腰部回旋肌

腰部多裂

(1)

多裂肌

尾椎

腹横肌

耻骨聊合

(2)

胸椎

肋骨

多裂肌

棘突

回旋凯

横突

(3)

横突

多裂肌

回旋肌

棘突

(4)

横切面
大约胸-10水平

肋骨

T-10

背阔肌

斜方肌

回旋肌

多裂肌

髂肋肌群

最长肌

胸棘肌

(5)

图 1 - 16　多裂肌、回旋肌

(二) 腰部筋膜

腰部筋膜为全身最厚、最强壮的筋膜，有保护腰部肌肉、加强对腰部的支撑作用。腰部筋膜分为三层，前层较弱，覆盖于腰方肌的前面，起自腰椎横突的前面及腰椎基底，向外与中、后两层融合并相连于腹横肌腱膜。中层附于横突尖，向上附于第 12 肋，向下附于髂嵴，向外止于腹直肌腱膜，后膜最厚，在骶棘肌后面形成一坚韧的被膜，内附于棘突、棘上韧带，外止于腹横肌腱膜，可见三层腰部筋膜在外均相连形成腹横肌腱膜，作为腹横肌的起始部。腰部筋膜较为发达，覆盖并包绕肌肉、神经、血管等，并且之间相互广泛联系，形成一个三维筋膜网，牵一而都受影响，筋膜因长期受凉、劳损等原因发生改变，如紧张、痉挛变硬、粘连等，可牵拉刺激神管、血管等，产生腰部症状，且腰部活动度大，腰部筋膜易被损伤，形成腰腿疼痛（图 1–17、18）。

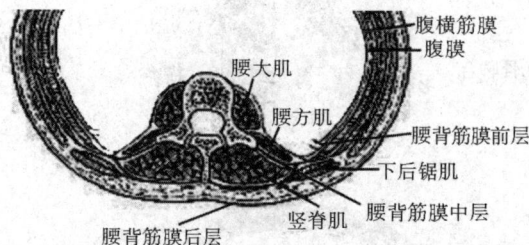

图 1 –17 腰部筋膜

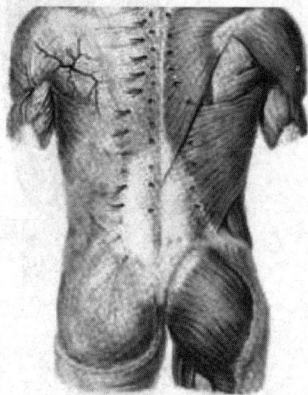

图 1 –18 腰部筋膜

五、腰部神经

1. 腰神经

每个腰神经有两根（图 1 –19），前根即运动根，自脊髓灰质的前角细胞发生，后根即感觉根，在脊髓的后外侧进入脊髓，前后根在脊神经节远端会合，腰神经于前后根会合后，在椎间孔内或附近分为前后支（图1 –20），从腰椎间孔外口穿出，从离开硬膜囊至椎间孔外口所循行的过程，也就是腰椎间盘突出压迫神经、产生腰腿压迫症状的过程，同时神经根循行过程中其比邻异常改变，也能压迫神经根，常见如腰椎间盘突出、膨出，黄韧带增厚，侧隐窝狭窄，关节突增生变形等。

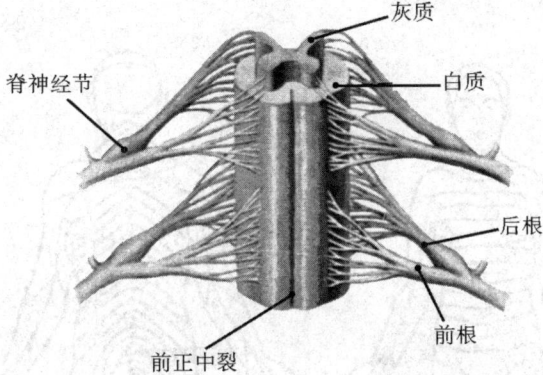

图 1 – 19　腰脊神经

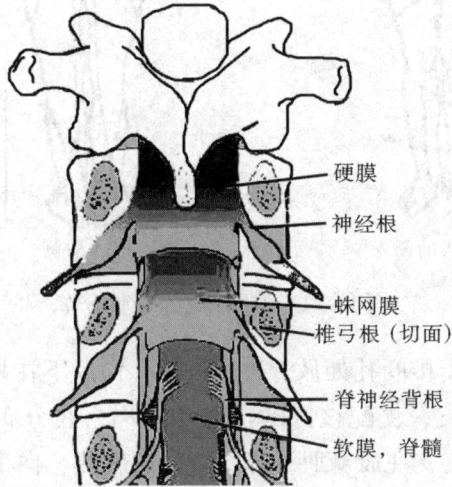

图 1 – 20　腰神经

2. 窦椎神经

　　窦椎神经由神经脊膜支、交感神经纤维组成，脊膜支在脊神经分为前、后支之前在神经的交通支邻近发出或与其共干，含有躯体感觉纤维，有细支与邻近的椎旁神经节相连。窦神经经椎间孔进入椎管朝向后纵韧带，分为较大的升支和较小的降支，分布于后纵韧带、纤维环边缘、椎间关节囊、硬脊膜、脊膜的血管外膜。

3. 腰神经后支

腰神经后支细而短，为混合神经，节段性的分布于腰部深层肌和皮肤（图1-21）。

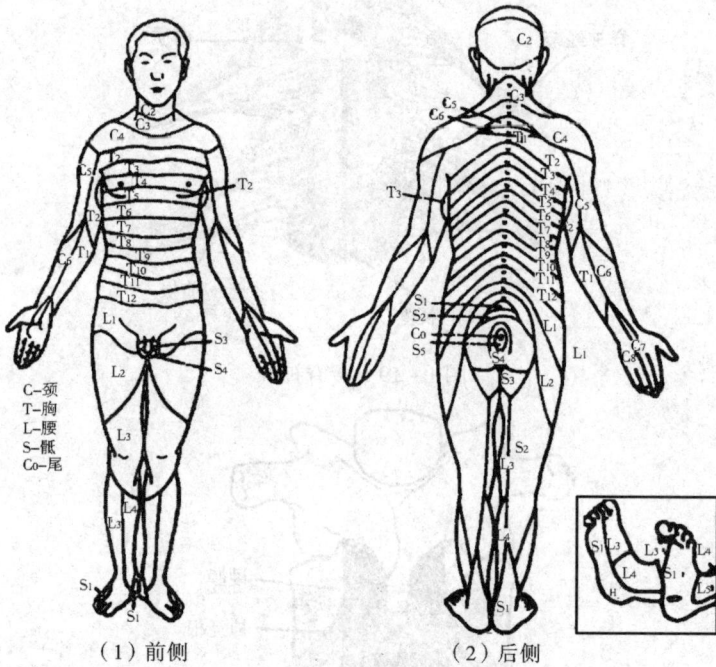

（1）前侧　　　　　　　　　（2）后侧

图1-21　皮肤神经节段性分布

腰神经后支于椎间孔处从脊神经发出，向后下在相邻横突之间再分为内侧支、外侧支，支配该区的皮肤和肌肉，在分布上呈明显的节段性。L_1～L_3 神经皮支在骶棘肌外缘穿背阔肌腱膜，向下跨越髂嵴后部达臀上部即为臀上皮神经。

后支内侧支较细，紧贴横突根部骨纤维孔下行，沿下位椎体上关节突外缘向下进入乳突与副突之间骨纤维管，出管即发出细小分支支配同位及下位小关节、棘肌、回旋肌、棘间韧带、棘突，主支继续向下、内背侧走行，下行3个椎体平面在后中线附近穿筋膜至皮下。

后支外侧支较粗，沿横突背面下行，向同位及下位小关节发出分支，并在骶棘肌深面向下、外、背穿行，主干于骶棘肌中间束、外侧束之间出筋膜，在外侧束表面继续下降两个椎体平面至皮下。

在横突背面可找到外侧支，在上关节突的外侧面或内下方可找到内侧支，在椎间孔处可找到后支，为神经阻滞部位。

4. 腰神经前支

腰神经前支粗而长，为混合神经，支配下腹部和下肢的皮肤和肌肉。主要参与组成腰丛、骶丛。

（1）腰丛　腰丛由 T_{12} 神经前支一部分、$L_1 \sim L_3$ 神经前支和 L_4 神经前支一部分组成，L_4 神经前支余部、L_5 神经前支组成腰骶干，向下加入骶丛。

腰丛除发出肌支，支配髂腰肌、腰方肌外，主要分支有髂腹下神经、髂腹股沟神经、生殖股神经、股外侧皮神经、股神经等（图 1 - 22）。

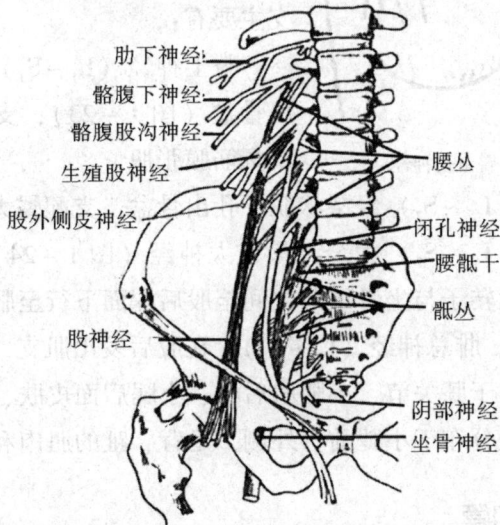

图 1 - 22　腰丛和骶丛

髂腹下神经和髂腹股沟神经（L_1）以共同的神经干发自腰丛，再分为两支经腰方肌前面向外下，到髂嵴上方入腹横肌与内斜肌之间前内行，分布于腹股沟区和阴部的肌肉、皮肤。

生殖股神经贯穿腰大肌并沿此肌前下降，支配提睾肌、阴囊、隐静脉裂孔附近皮肤。

股外侧皮神经经腰大肌外侧缘向下，经腹股沟韧带外端附着点下后方通过，进入大腿，分布于大腿外侧面皮肤。

　　股神经为腰丛中最大分支，在腰大肌外缘下行，经腹股沟韧带深面入股三角内，位于股动脉外侧，分为肌支支配耻骨肌、股四头肌、缝匠肌。皮支分布于股前、小腿内侧面、足内侧缘皮肤。

　　闭孔神经分布于大腿肌内侧群、大腿内侧的皮肤。

　　（2）骶丛　骶丛由腰骶干、全部骶神经前支、尾神经前支组成，位于骶骨、梨状肌的前面，移行为坐骨神经，骶丛除发出小肌支，支配梨状肌、肛提肌、臀部一些小肌外，腰神经参与的分支主要有：

　　臀上神经（$L_4 \sim S_1$）经梨状肌上孔出骨盆（图 1 –23），支配臀中、小肌及阔筋膜张肌。

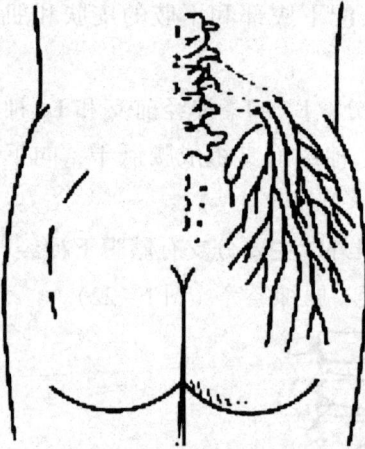

图 1 – 23　臀上皮神经

　　臀下神经（$L_5 \sim S_2$）经梨状肌下孔出骨盆，支配臀大肌。

　　坐骨神经（$L_4 \sim S_2$）为全身最粗大神经（图 1 – 24），经梨状肌下孔出骨盆，经大转子与坐骨结节之间至股后深面下行至腘窝上方分为胫神经（$L_4 \sim S_3$）、腓总神经（$L_4 \sim S_2$），在股后发出肌支，支配大腿肌后群。胫神经分布于膝关节、小腿肌后群、小腿后面皮肤、足底肌和足底皮肤。腓总神经分布于小腿前、外侧，足背、趾的肌肉和皮肤。

六、腰部血管

1. 腰动脉

　　腰动脉每侧 4 支，自腹主动脉背侧发出，向外横过腰椎体的前面侧面，在腰大肌和腰丛的后方向外，越过腰方肌，$L_1 \sim L_3$ 动脉在腰大肌后方越过，L_4 动脉在前面越过，在腰方肌外侧缘，穿腹横肌腱膜，进入该肌与腹内斜肌之间，相互间且同下位肋间动脉、肋下动脉、髂腰动脉、旋髂股动脉、腹壁下动脉进行吻合。腰动脉在椎间孔前外侧分为前支、后支、脊支等。

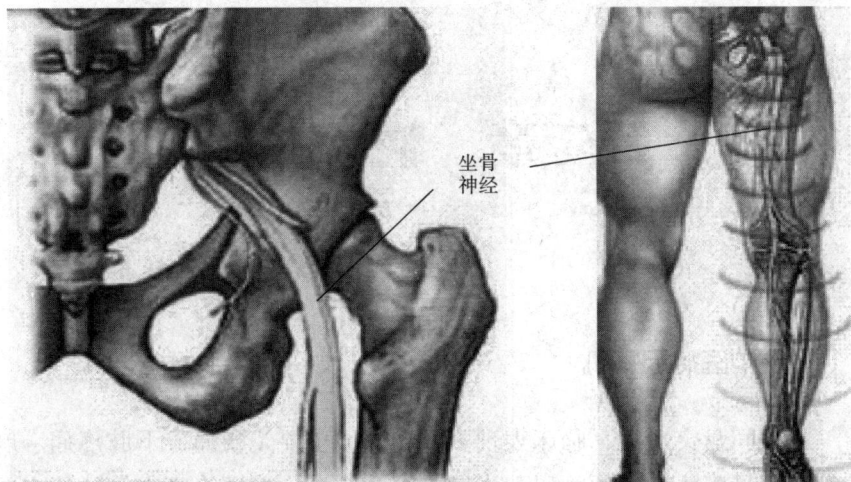

图1-24 坐骨神经

脊支较细小，于横突间发生，经椎间孔入椎管，营养脊髓及被膜。

后支向后与腰神经后支伴行，经相邻横突间至腹后壁内侧的肌、皮肤。

2. 腰静脉

腰静脉每侧4~5支，与相应的腰动脉伴行，汇集腹后壁、腹前外侧壁的静脉血，同腹壁的其他静脉相交通。

七、腰部活动度

腰椎的活动有前屈、后伸、侧屈运动等。人体中立位时，腰椎前凸，其中L_3、L_4椎体最为显著，女性凸度较大，完全屈曲时，前凸消失，前屈约115°，后伸约110°。

腰椎前屈由腹直肌和腰大、小肌完成，后伸肌肉为骶棘肌等，侧屈由腰方肌、横突间肌、腹外斜肌等完成。

腰椎前屈时，棘突间的距离加大，椎间隙前部缩小，后部张大，髓核运动轴后移，后伸时椎间隙前部开大，后部缩小，椎间盘向后下突出，嵌于下一椎骨上切迹上，$L_3 \sim S_1$椎间盘更为明显，此时椎间孔较小，髓核运动轴前移。

第二章　病因病机

一、中医病因病机

腰椎间盘突出症，临床表现多种多样，主要是腰痛、下肢疼痛、麻木等，偶见腹痛、二便障碍，当属中医之腰痛、痹证、麻木等，故主要探求痹痛的病因病机。

腰椎间盘突出症多以外伤、慢性劳损、感受风寒湿邪等原因为主，但"邪之所凑，其气必虚"，也与患者体质状况、腰部发育不良、生长薄弱或畸形、肝肾亏虚、精血不足、饮食劳倦，脾胃虚弱、身体虚损，腠理空疏、卫外不足等有关。故《诸病源候论》曰："劳损于肾，动伤经络，又为风冷所侵，血气相搏，故腰痛。"《洛生方》云："皆因体虚，腠理空疏，受风寒湿气而成痹也。"

1. 外因

外部致病因素，为腰椎间盘突出症产生的主要原因，主要有外伤、劳损、风寒湿邪等。

（1）外伤　外伤为腰椎间盘突出症产生的最主要原因，尤其是青壮年患者。腰椎为人体负重最大的脊柱节段，又是用力活动最大者，活动幅度较大，易于造成外伤，腰椎间盘损伤，多为间接损伤，如扭伤、闪伤，甚至咳嗽、打喷嚏等也能引起，也可见于直接损伤，如创伤、压伤等直接作用于腰部。有人统计，约半数腰椎间盘突出症与外伤有关。

腰椎间盘外伤，虽有外触，势必内伤，先及皮肉，次及筋脉，皮肉筋脉的损伤，导致血溢脉管之外，形成局部气滞血瘀而产生疼痛。《杂病源流犀烛·跌扑闪挫源流》曰："跌扑闪挫，卒然身受，由外及内，气血俱伤病也。"导致腰部的疼痛、活动障碍等。影响下肢筋脉，可产生下肢后侧、外侧、臀部的疼痛，不敢活动、麻木等。

腰椎间盘外伤，由于部位等因素没有影响及筋脉，或治疗及时得当，离经之血，得以消散吸收，经脉畅通，气血畅达，则腰痛消失，不会产生下肢疼痛、麻木等，故有些腰椎间盘突出没有临床症状。如失治、误治、血脉损伤，血外溢于肌肉筋脉，得不到及时消散吸收，留滞日久，郁滞不通而产生疼痛，也有损伤较重，经脉瘀阻，或损伤不太重，但伤及经脉较重，气血运行不通，亦可产生腰腿疼痛。

（2）慢性损伤　慢性损伤即慢性长期积累性损伤，多由于长期弯腰工作、长期坐位、床垫过软等腰部长期姿势不良所致。《素问·宣明方论》曰："五劳所伤……久立伤骨、久行伤筋。"久行、久立即长期慢性活动，且已积累到发病的程度。从时间讲，过长过久，从程度上说，过大过重，超过了正常活动的限度，从耐受力上考量，超过了腰部的耐受范围，椎间盘无法代偿而产生积累性损伤，故长期坐位或长期弯腰等姿势不良工作者发病率明显提高。

腰部负重、活动量又大，决定腰部易于慢性损伤，长期腰部姿势不正，或持续的劳累，超过了腰部肌肉筋骨耐受范围和抵抗能力，某一筋、肌肉被积劳损伤，功能活动减退或部分丧失，由其他筋、肌肉来代偿，造成其他筋、肌肉的负担过重，引起其他筋、肌肉的慢性损伤，如此恶性循环，导致腰部筋、肌肉积累损伤，椎间盘纤维环的损伤，引起腰椎间盘突出症而出现腰痛、活动障碍等。

（3）风寒湿邪的侵袭　多由于久居风寒湿地、或汗出当风、风寒侵袭、或气温骤降、不加衣被、或爱美上衣过短，腰部受凉，或夜卧午休，盖被不严，空调温度过低，电风扇风力过大等使风寒湿邪侵袭机体，痹阻于腰，腰腿气血不通，不通则痛，出现腰、下肢酸楚疼痛。故《素问·痹论》曰："风寒湿三气杂至，合而为痹。"《诸病源候论》曰："肾经虚，风冷乘之。"

四时之气对腰椎间盘突出症也有影响，腰椎间盘突出症冬、春季发病率较其他季节高，因冬、春两季，为风、寒主气，风寒之邪更易乘虚侵袭发病，腰腿疼痛，易诱发或加重。《素问·痹论》曰："以冬遇此为骨痹，以春遇此为筋痹。"

风寒湿邪侵袭人体，因患者禀赋不同，体质虚弱寒热有别，发病的季节及主气不同，腰椎间盘突出症临床表现各不相同，有的以风为主，腰腿疼痛游走不固定；有的以寒为主，疼痛剧烈，固定不移，遇寒加重，遇热减轻；有的以湿为主，腰腿疼痛困重，缠绵难愈。《素问·痹论》曰："其风气胜者为行痹，寒气盛者为痛痹，湿气盛者为着痹也。"临证中，风寒湿型可单独出现，使人致病，但多夹杂出现，或风湿并重，或寒湿并存，或以风为主，兼见寒湿，或以寒为主，兼见风湿，或以湿为主，兼见风寒等，亦有患者，素体有热，或风湿郁久化热而形成湿热，痹阻腰腿而为湿热型腰椎间盘突出症。

2. 内因

内因为腰椎间盘突出症产生的根本原因，是腰椎间盘突出症产生的基础，主要有肝肾不足、七情内伤、气血虚弱、腰部发育异常等。

（1）肝肾不足、精血亏虚　　多由于先天不足、肾精亏虚，或老年肾气已虚，或劳欲过度、伤及肝肾，或先天不足、肾气不足、发育不良，或久病及肾、肾精不足所致。《素问·上古天真论》曰："女子七岁，肾气盛，齿更发长……三七，肾气平均，故真牙生而长极，四七，筋骨坚，发长极，身体壮……七七，任脉虚，太冲脉衰少，天癸竭，地道不通，故形坏而无子也。丈夫八岁，肾气实，发长齿更……二八，肾气平均，筋骨劲强，故真牙生而长极，四八，筋骨隆盛，肌肉满壮，五八，肾气衰，发堕齿槁……七八，肝气衰，筋不能动，天癸竭，精少，肾脏衰，形体皆极。"可见，人体尤其是筋骨的生长、发育、衰弱都与肝肾的盛衰有着密切的关系，先天肾气不足，年老肝肾两虚，精血亏虚，肝血虚，筋不能动，肾气衰，骨惫懈惰。故《素问·脉要精微论》曰："腰者，肾之府，转摇不能，肾将惫矣。"

肝主筋，筋全赖肝血的濡养，肝血虚，血不养筋，筋失所养，失于弹性、韧性，出现腰部活动不灵、屈伸不利、痿软无力等。《中藏经·五痹》曰："筋痹者，由怒叫无时，行步奔急，淫气于肝，肝失其气，因而寒热所客，久而不去，流入筋会，则使人筋急，而不能行步舒缓也。"《素问·痹论》曰："痹……在于筋则屈伸不利。"

肾主骨，骨赖肾精气充养，肾气虚，精少，骨髓不充，则骨惫懈惰，疏松无力。《素问·长刺节论》曰："病在骨，骨重不可举，骨髓酸痛，寒气至，名曰骨痹。"

肝肾不足，精血亏虚，筋骨失养，痿软无力，弹性、韧性、坚固性不足，腰椎部筋骨易于损伤而出现腰椎间盘突出。

有些患者，腰部发育异常，腰椎间盘后部发育薄弱，不耐外力，稍有超常外力即可造成腰椎间盘突出症。

（2）气血虚弱、筋失所养　多由于先天不足，先天不能充养而致后天不足，气血两亏，或脾胃虚弱，化源不足，不能化生而见气血虚少，或病后失养，气血亏虚，或久病虚弱，气血两虚等。

《难经·八难》曰："气者，人之根本也。"气是构成人体，维持人体生命活动最基本物质，是人体生命代谢、功能活动的动力，故《医权初编》曰："人之生死，全赖于气，气聚则生，气壮则康，气衰则弱，气散则死。"

《难经·二十二难》曰："血主濡之"，指血具有滋润、营养作用，以供给机体各脏腑、经络、肌肉、筋骨等需要，故《素问·五脏生成论》曰："足受血而能步，掌受血而能握，指受血而能摄。"《灵枢·本脏》篇也云："血和则筋骨劲强，关节清利矣。"血的滋润、营养功能正常，则面部红润、光泽，腰腿肌肉丰满，筋骨坚韧，舒缩有力，如血虚濡润功能不足，则面白无华，肌肤干燥，腰腿筋肉痿软，麻木无力、活动不灵。故《景岳全书·血论》曰："故凡为七窍之灵，为四肢之用，为筋骨之和柔，为肌肉之丰盛，以至滋脏腑、安神魂、润颜色、充营卫、津液得以通行……无非血之用也。"

气与血均来源于水谷精微，由后天脾胃化生，二者关系密切，气为血之帅，血为气之母，气血相互依存，相互化生，气能生血，血的生成离不开气，血又能载气，不断地为气的功能活动提供水谷精微，使气持续得到补充，故《难经本义》曰："气中有血，血中有气，气与血不可须臾相离，乃阴阳互根，自然之理也。"气还能行血、摄血，血的运行离不开气的固摄、推动，使血在脉管中运行，不致溢于脉外或血脉瘀阻，气与血共同完成对机体的温煦、推动、防御、营养、滋润等作用，如气的功能不足，则化生血液不足，血虚不能载气，气得不到水谷精微的持续补充而致气虚，最终形成气血两虚，腰、腿失于营养、滋润则痿软无力，失于护卫防御则风寒湿邪侵袭，失于温煦则发凉怕冷、腰腿冷痛，失于推动则血运行迟缓、涩滞、甚则瘀阻，而发为腰腿的疼痛拒按。

（3）七情内伤、气滞血瘀　七情即喜、怒、忧、思、悲、恐、惊等七种正常的情志活动，是人的精神意识对外界刺激的情志反应，七情在正常的范围内活动，是正常的生理情志反应，不会致病，当其超过人体正常的生理情志反应范围，如工作过度紧张，长期压力过大，或工作生活环境不和，长期郁闷不畅，或存有疑虑，长期思虑过度，或情绪过激，恼怒过度，或受意外打击，惊恐失措，或为生活所困，忧愁过度等七情内伤，使人体气机运行紊乱，脏腑气血失调，情志疏泄失职，肝气郁结瘀滞，气滞则血瘀，形成气滞血瘀证。临证表现多种多样，表现于情志则郁闷寡欢，烦躁易怒，气滞血瘀于胁肋则胸胁胀痛、刺痛，气滞血瘀于腰腿则腰腿部胀痛、刺痛，并随情志活动的波动而病情加重，瘀血内停，新血内阻而不达，筋脉失养则腰腿麻、活动不利。

内因为腰椎间盘突出症的根本，外因为其条件，外因通过内因而起作用，如《杂病源流犀烛·腰脐病源流》曰："腰痛，精气虚，而邪客病也……肾虚其本也，风寒湿痰饮，气滞血瘀闪挫其标也。"

二、西医病因病机

（一）病因

1. 外伤

外伤是腰椎间盘突出症的主要原因，尤其是青壮年发病，多与外伤有直接关系，腰椎间盘前厚后薄，人们在弯腰时，髓核向后方移动而产生反抗性弹力，弹力的大小与负重压力大小成正比，如果因外伤负重压力突然加大，髓核就有可能冲破纤维环的固定而脱出，若纤维环有退变或本身有缺陷，则更容易突出而形成腰椎间盘突出症。

2. 慢性劳损

慢性劳损的形成多种多样，如长期某一个姿势、长期负重等。长期的某一姿势，如久坐、久站、久卧等，使腰椎间盘因受压不能及时恢复到正常形态，椎间盘中的液体缺失使其越来越薄，外缘变得脆弱，时间长久使纤维环退化而容易破裂。腰椎负重时，正常的椎间盘变窄，向侧方膨出，压力越大，变窄和向外膨出更为明显，长期搬运、举重等重体力劳动活动时，腰椎负重较大，使腰椎和椎间盘承受超过其承受力的压力，可引起积累性损伤，加速椎间盘的退变，也可能在退变的基础上产生突出。驾驶员等震动型工作，长期处于坐位、颠簸状态，腰间盘承受的压力更大，长期反复的椎间盘压力增高，椎间盘内压持续性增高，影响椎间盘的微循环，产生椎间盘营养障碍，氧分压、细胞活性明显减低，可加速椎间盘退变的过程，甚则产生腰椎间盘突出。

3. 受凉

腰背部受凉，可使局部肌肉痉挛，小血管收缩，局部血液减少，影响椎间盘的营养，纤维环细胞的活性降低，弹力下降，易于损伤，肌肉的痉挛紧张，可使椎间盘压力升高，造成椎间盘的进一步损伤，使纤维环破裂，髓核突出。

4. 筋膜损伤

腰部筋膜较为丰富、发达，且相互联系紧密、相互影响，包裹腰部的神经、血管、肌肉等，为腰部平衡的重要因素之一，筋膜较肌肉韧性大、弹性小，易于损伤，腰部的外伤、劳损、受凉、病理性损伤等原因，筋膜受到反复损伤，易于紧张、挛缩、硬化、粘连，导致腰部双侧受力不平衡，椎间盘为受挤压力最集中之处，椎间盘部因挤压髓核突破纤维环而形成腰椎间盘突出症，同时其包裹的神经根、交感神经、神经分支、血管等受到筋膜的压迫、牵拉、刺激，影响功能活动，产生腰腿的症状，因此筋膜损伤为腰椎间盘突出症产生的重要病理改变之一，腰椎间盘突出症患者通过松解腰腿部筋膜，缓解了腰部双侧的受力不平衡，解除了对神经根、交感神经、神经分支、血管等的压迫、牵拉、刺激等，症状多有不同程度的改善，即使只松解浅筋膜，也有一定的效果，有的松解浅筋膜后，症状即可消失，如果多层筋膜，多个部位都得到松解，则症状缓解更为理想。

（二）椎间盘退变的机制

儿童时期髓核含水量大，椎间盘富有弹性和极大压缩性，20～30岁以后，腰椎间盘开始退化，其机制为：椎间盘的新陈代谢，是以纤维环外周、椎体内的血管采用弥散和对流的方式运送营养物质和代谢产物，随着年龄的增长，椎间盘血供减少，新陈代谢会受到影响，椎间盘 pH 值也随之降低，使其细胞代谢、生物合成功能降低，也可导致部分细胞死亡。随年龄增长，不同基质胶原分子排列矩阵和超微结构的变化，胶原交联量增加、胶原纤维构成损坏，胶原变性等变化可引起椎间盘退变。发育成熟的椎间盘缺少类似于关节软骨中所见的大蛋白多糖聚合体和可聚蛋白聚糖，而蛋白多糖聚合体和可聚蛋白糖流失，影响椎间盘高度的亲水能力，使椎间盘含水量减少，椎间盘中央纤维化和变硬，维持椎间盘高度和分散负荷的能力下降，髓核失水后压力减少，椎间盘的压力转移到纤维环上，高度集中的压力可使纤维环结构破坏导致裂隙形成。

正常椎间盘弹性系数的分布是均匀对称的，而退化的椎间盘纤维环系数在后侧部最低，故腰椎间盘后部突出概率最高。

腰椎间盘退行性变出现椎间隙狭窄、椎体边缘不整、骨质密度增高、髓核后移，椎间盘进一步退变，向周围膨出，在椎体前边缘掀起前纵韧带，其下方的空隙内逐渐钙化形成唇样变（图 2-1），椎间孔变小，侧隐窝变窄。腰骶椎间盘狭窄后，椎体下降，下腰部的上关节突向后倾斜成角，腰 L_5 在 S_1 上有移位倾向。正常直立位强有力的肌肉力量将脊柱骨朝后拉，使 L_5 固定于 S_1，椎间隙变窄，棘间韧带、纤维环变得松弛，不能抵抗肌肉的收缩力，使 L_5、S_1 间前后滑动，产生椎间盘膨出、脊柱不稳、退行性滑脱、椎管狭窄等。

正常椎间盘
椎间盘退化
椎间盘突出
椎间盘脱出
椎间盘高度减少
椎间盘退变伴钙化

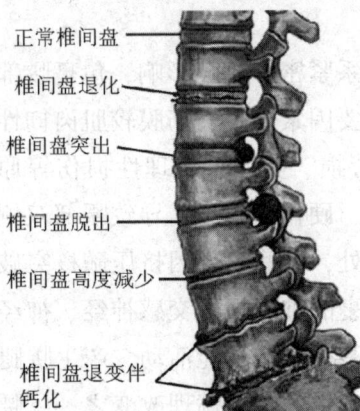

图 2-1 腰椎间盘病变

椎间盘由于退变或外伤等，纤维环、髓核或二者向椎管或椎间孔突出，均伴有纤维环呈环形、纵行、辐射性破裂，突出部位可挤压神经根，引起充血水肿变性等（图 2-2），日久突出组织可呈纤维化或钙化，出现椎间盘退化，椎间隙变窄，相应椎骨的关节小面向前移动，椎间孔缩小等，也能引起神经压迫症状。

椎间盘可向不同方向突出，向上通过破裂脆弱的软骨板，突至椎体松质骨内，形成施莫结节，使受累椎间隙变窄。向前，前方有前纵韧带阻挡且椎体前为腹后壁，有较大空间，又没有神经根，不产生症状。向后至椎管（图2-3），由于中部有后纵韧带，一般向侧方突出，少数向中央突出，可产生神经根、马尾神经压迫症状。

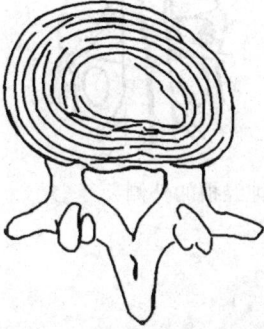

图2-2 椎间盘纤维环破裂

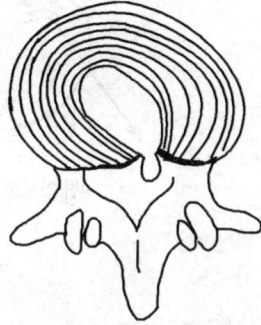

图2-3 椎间盘突出

　　按突出物的程度可分为膨出型、突出型、脱出型。膨出型髓核突出于纤维环内，使之均匀膨隆，但纤维环没有破裂，椎管间隙没变窄，与周围组织粘连少，突出型是髓核已经突破纤维环，且与周围组织粘连，间隙变窄，脱出型为髓核脱离纤维环，脱离椎间隙进入椎管内，成为游离组织，并与周围有粘连。

　　由于下位腰椎活动幅度大，受损的机会也多，故腰椎间盘突出多发于 $L_4 \sim L_5$，其次为 $L_5 \sim S_1$，再次为 $L_3 \sim L_4$，极少数为 $L_2 \sim L_3$。突出物可以累及一个神经根，也可累及上、下两个或左右两个神经根。突出物可位于神经根的内侧（腋下型）（图2-4），也可位神经根的外侧（肩上型）（图2-5）。

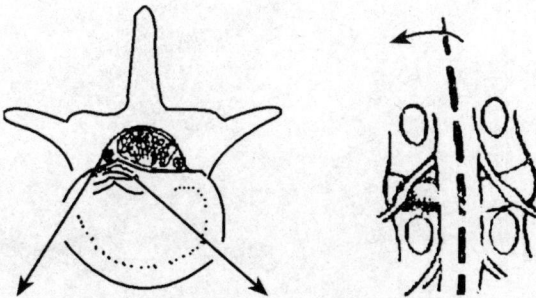

图2-4 髓核突出位于神经根的内侧

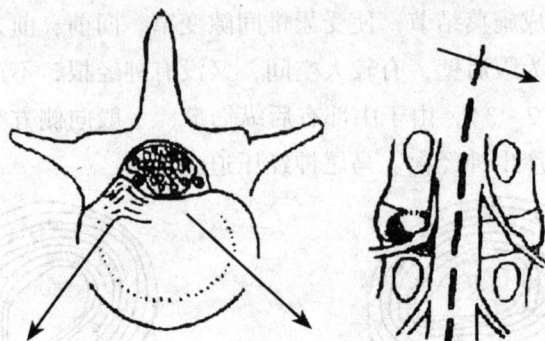

图 2 - 5   髓核突出位于神经根的外侧

第三章 腰椎间盘突出症的诊断与鉴别诊断

一、诊断

青壮年多发，男性多于女性，常有腰部外伤史。

（一）症状及体征

1. 腰痛

腰痛为腰椎间盘突出症最常见的症状，95％以上患者都有这种症状，为突出椎间盘刺激外层纤维环、后纵韧带的窦椎神经所致，腰痛可出现在腿痛之前，也可出现在腿痛之中或之后，腰痛主要在下腰部或腰骶部，疼痛性质多为慢性钝痛，也可急性剧痛，不敢活动。

2. 坐骨神经痛

超过80％的腰椎间盘突出症患者出现坐骨神经痛，疼痛的性质常为麻痛、针刺样痛、烧灼样痛、刀割样痛，疼痛程度差别较大，疼痛多为一侧，极少数表现为双侧，疼痛多起于臀部，向下放射，少数可出现由下向上放射，疼痛可因咳嗽、打喷嚏、大便而加重，严重者患者采取各种体位以减轻痛苦，如屈腰、屈髋、屈膝等使椎管容积增大，坐骨神经因松弛而疼痛减轻。

腹股沟痛、大腿前内侧痛：高位腰椎间盘突出使 L_1、L_2、L_3 神经根受累而出现相应神经分布区腹股沟、大腿前内侧痛，下位腰椎间盘突出症由于刺激了交感神经也可引起下腹部、大腿前内侧、会阴部疼痛。

3. 间歇性跛行

患者行走一定距离后感腰腿部疼痛、麻木无力加重，取坐位或蹲位后，症状缓解或消失，为间歇性跛行，由于行走时椎管内受阻的静脉丛逐渐充血，加重了神经根的充血和受压程度，使症状加重，坐位或蹲位容积扩大，静脉血流畅通，症状减轻，部分腰椎间盘突出症患者可出现间歇性跛行。

4. 下肢麻木、发凉

部分腰椎间盘突出症可出现患肢麻木，且与神经分布区一致，为突出椎间盘压迫或刺激了神经根本体感觉和触觉纤维所致。也可出现患肢发凉，为突出的椎间盘组织刺激了椎旁的交感神经纤维或窦椎神经的交感神经纤维，反射性地引起了下肢血管收缩所致。

5. 下肢肌力减弱

腰椎间盘突出症压迫神经根严重或时间过久，可引起该神经根分布区域肌力减弱，甚则肌肉瘫痪等。

6. 马尾神经综合征

中央型或中央旁型腰椎间盘突出，巨大的突出物压迫平面以下马尾神经，出现马尾神经综合征，表现为肛门、尿道括约肌和性功能障碍，如会阴部麻木、便秘、排尿困难、二便失禁、阳痿等，也可见双侧严重坐骨神经痛。

7. 腰部畸形、活动受限、腰椎生理曲度变小或消失

为减轻突出髓核压迫神经，椎间隙后方张力、后纵韧带张力增加，是突出髓核部分回纳所致。腰椎侧弯，为骶棘肌痉挛，限制腰部活动，以减轻受压迫神经根的张力所致。腰椎活动受限，各方向活动都会受到不同程度的限制。

8. 压痛及叩击痛

腰椎间盘突出症压痛较为明显，尤其是患椎旁、腘窝、小腿后外侧部。其常见压痛为：

腰部压痛，突出椎间盘所在椎间隙旁开2cm左右出现压痛，并可向患侧下肢放射。长期腰椎间盘突出症，可出现关节压痛，可出现一侧压痛，也可一侧压痛为主，两侧均可压痛。

臀部压痛，患侧臀中肌部有压痛，范围较广泛，向患侧下肢放射，臀部环跳穴可有压痛。

腿部压痛，大腿后侧正中线自上而下有深压痛，大腿外侧风市穴处可有压痛，小腿外侧飞扬穴处可有压痛，小腿后外侧、后侧正中可有压痛。

叩击患处棘突或椎间盘，可出现疼痛，也可出现向患肢放射。

9. 形态变化

突出症状较重，站立时可有被动体位，身体侧屈，行走不敢伸直患侧下肢，可出现姿态拘谨，前倾、或跛行、或难以行走，常以双手扶腰，躯干前倾，臀部突起，可出现需拄拐或他人扶持才可行走。身体重心偏向健侧，脊柱向健侧偏斜，侧卧位腰椎生理曲度减小甚至可变直，严重者可见脊柱侧弯，脊柱两侧肌肉可有部分紧张高起（图3-1）。触诊时，医者中指在中，食指、无名指在两侧沿着脊柱棘突由上向下滑动至骶部，看有无侧弯（图3-2），腰椎间盘突出症可见侧弯。

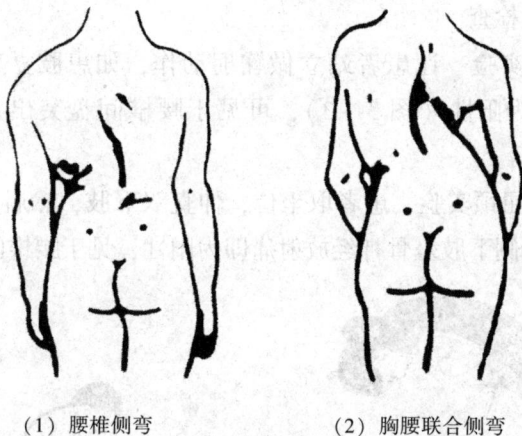

(1) 腰椎侧弯　　　　　　(2) 胸腰联合侧弯

图3-1　脊椎侧弯

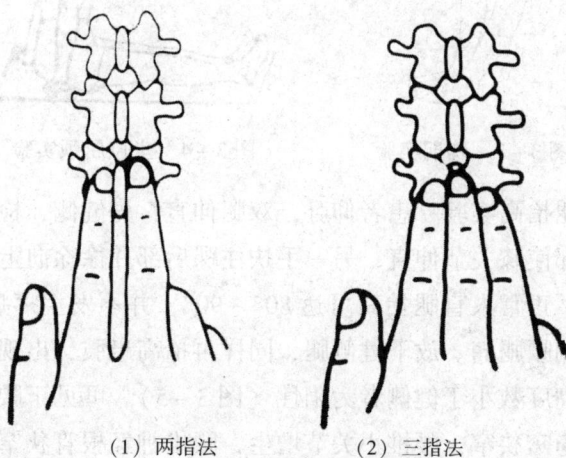

(1) 两指法　　　　　　(2) 三指法

图3-2　棘突触诊

10. 下肢肌肉萎缩

突出椎间盘压迫神经根、患肢不敢用力，引起下肢不同程度的肌力减弱，肌肉萎缩，甚至踝关节、蹞趾失去背屈能力。

11. 神经功能障碍

感觉神经障碍可出现下肢麻木、感觉减退，为腰椎间盘突出压迫神经所致，对间盘突出定位有一定意义。运动神经障碍，可出现肌力减弱，但对定位意义不大，因肌神经受多个神经根支配。反射功能障碍，腱反射减弱或消失，如 $L_3 \sim L_4$ 椎间盘突出，膝反射减弱，$L_5 \sim S_1$ 椎间盘突出，跟腱反射减弱或消失。

(二) 实验检查

（1）鞠躬实验　让患者站立做鞠躬动作，如患肢立刻有放射性疼痛并屈曲，则为阳性（图 3 - 3），可见于腰椎间盘突出症、坐骨神经痛、腰椎滑脱等。

（2）坐位屈颈实验　患者取坐位，伸直双下肢，然后用力前屈（图 3 - 4），出现患侧下肢坐骨神经放射痛即为阳性，见于腰椎间盘突出症。

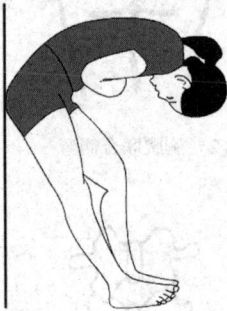

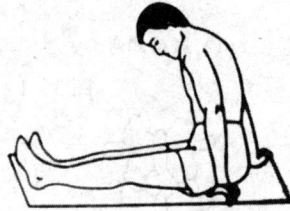

图 3 - 3　鞠躬实验　　　图 3 - 4　坐位屈颈实验

（3）直腿抬高实验　患者仰卧，双腿伸直，先健侧，检查者一手扶住患者膝前部使膝关节伸直，另一手扶住踝后部并徐徐向上抬高，并记录抬至高度，正常人直腿抬高可达 80° ~ 90°，并不发生疼痛，较重者，也可出现患侧腰腿痛。放下健侧腿，同样再抬高患肢，出现患肢放射性疼痛，且抬高度数小于健侧者为阳性（图 3 - 5）。可见于腰椎间盘突出症，腰椎侧隐窝狭窄，腰椎小关节增生，腰椎神经根管狭窄等。由于下肢抬高时，坐骨神经受到牵拉，加重了腰椎间盘对神经根的刺激。下肢抬高 20°以内并不引起神经根在椎管内移动，超过 30°以后，即可引起神经根的牵拉或向下移动，受牵拉最大的是 L_5 神经根，其次为 L_4 神经根，当抬高超过 60°时，L_5 神经根受拉力达到最大程度，使之在椎管内向下移动，故 $L_4 \sim L_5$、$L_5 \sim S_1$ 椎间盘突出时，直腿抬高实验多为阳性，较严重腰椎间盘突出，健侧下肢抬高时可使神经根牵动硬膜囊，从而改变了对侧神经根与突出物的相对位置，也可诱发患侧的神经痛。

（4）直腿抬高加强实验　体位同直腿抬高实验（图 3-6），当抬高患者下肢发生疼痛后，略放低患侧下肢使其不感疼痛，医生握住足部突然背屈，患者疼痛突然加重，或引起患肢后侧的放射性疼痛即为阳性，见于腰椎间盘突出症。

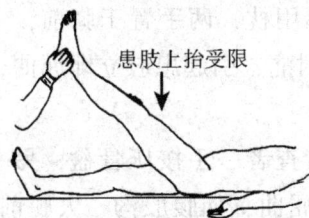

图 3-5　直腿抬高实验　　　　　图 3-6　直腿抬高加强实验

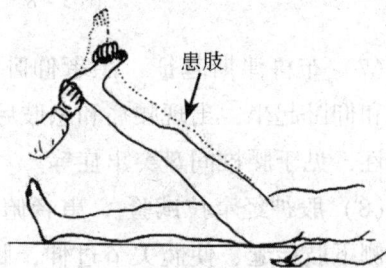

（5）仰卧挺腹实验　患者仰卧，双手置于身侧，以枕部及两足跟为着力点，将腹部向上挺起（图 3-7），腰痛及患肢放射痛为阳性，如果不明显，患者仍保持挺腹姿势，深吸气后停止呼吸，腹部用力鼓起约 30s，患肢有放射痛者为阳性。如果挺腹姿势下用力咳嗽，有患肢放射痛者为阳性。如在挺腹姿势下，检查者将两手加压患者颈部静脉，患肢有放射痛者为阳性。此实验各步操作，使腹部内压力不断增加，腔静脉回流受阻，椎管内压力不断增加，刺激病变神经根而发患肢疼痛。

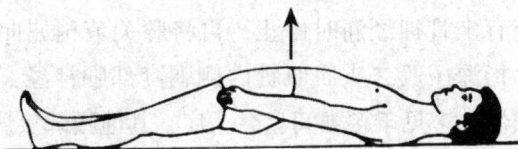

图 3-7　仰卧挺腹实验

（6）屈颈实验　患者仰卧，四肢自然放平，医者一手按压胸前，使胸腰不发生前屈变动，另一手放于枕后，托起头部，使颈椎逐渐前屈，直至下颌部靠近胸部，出现腰痛、患肢放射痛即为阳性（图3-8），见于腰椎间盘突出症，椎管内肿瘤。颈前屈，可使脊髓在椎管内上升1～2cm，神经根随之受到牵拉。

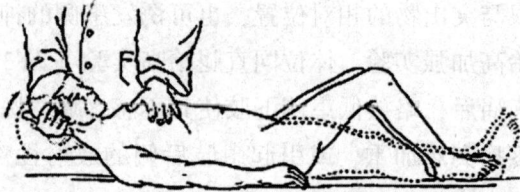

图3-8　屈颈试验

（7）布鲁津斯基征　患者仰卧，头不用枕，两手置于胸前，主动屈颈和仰卧起坐，出现腰痛和患肢后侧放射痛，引起患肢立即屈曲，则为阳性，见于腰椎间盘突出症等。

（8）股神经牵拉试验　患者俯卧，检查者一手按压骨盆，另一手将一侧下肢拾起，使髋关节过伸，膝关节屈曲，如腹股沟、大腿前方、小腿前内方放射痛为阳性（图3-9），多见于腰椎间盘突出症。腰大肌、骶髂关节、腰椎有病变时，也可出现阳性。

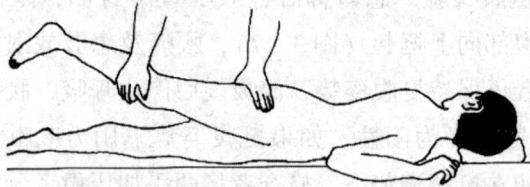

图3-9　股神经牵拉试验

（9）腘神经压迫实验　患者仰卧，髋、膝关节各屈曲90°，然后膝关节逐渐伸直，至有坐骨神经痛时停止，再将膝关节稍屈曲至刚不痛的体位，检查者用手指深压股二头肌肌腱内侧腘窝部腘神经，有由腰至下肢的放射痛即为阳性，多见于腰椎间盘突出症，其他腰部疾病多为阴性。

（10）颈静脉压迫实验　取站立位、坐位或卧位，医者用手压迫患者两侧颈静脉，或用血压计橡皮带缠绕颈部，加压至40～60mmHg，其颅内压升高，引起脑脊液压力增高，硬膜囊扩张，将神经根推向外侧，受压加重，出现患肢疼痛、麻木，即为阳性，多见于 $L_4 \sim L_5$ 椎间盘突出。

（11）踇趾跖屈实验　患者仰卧，医者两手分别置两足踇趾底，嘱其用力将两足踇趾跖屈，如一侧力量减弱、无力者为阳性，见于 $L_5 \sim S_1$ 椎间盘突出症压迫 S_1 神经根。

（三）影像学检查

1. 腰椎的 X 线检查

（1）正位片　正常的腰椎正位片，椎体排列整齐无侧弯，棘突在一条直线上，椎体为两侧略凹的四方形，左右对称，L_3 横突最长，L_5 横突较宽大，与髂骨不接触或融合，棘突居中，较长，下端膨大呈水滴状，棘突间距大致相等，相邻棘突无靠近或接触，棘突两侧椎弓板、椎弓根显示清楚，上关节突偏外，关节面朝内，下关节突偏内，关节面朝外，关节突关节面呈矢状位，向下渐变为斜位，左右间隙等宽，相邻椎间隙宽度大致相等（图 3 – 10）。腰椎间盘突出症患者的正位片表现为：腰椎侧弯，椎体排列不整齐，棘突不在一条直线上而是成角，侧弯多见于 $L_4 \sim L_5$ 椎间盘突出，为突出物压迫神经而引起的一种代偿。突出物位于神经根内侧时，腰椎侧弯凸向健侧，位于神经根外侧时，侧弯凸向患侧，$L_5 \sim S_1$ 椎间盘突出侧弯多不明显。椎间隙变窄，或左右不等宽，棘突间距变小，椎体上下边缘可有骨质增生，棘突可有偏歪，椎体可有旋转，小关节对合不良，骨盆倾斜等。

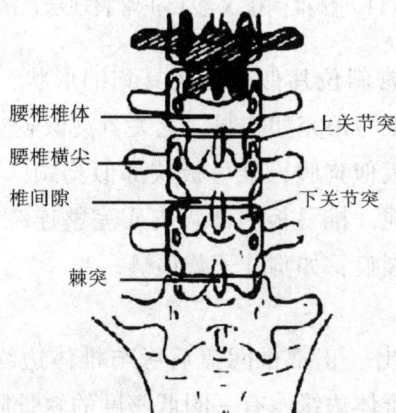

图 3 – 10　腰椎正位 X 线片正常表现示意图

（2）侧位片　正常腰椎侧位片显示腰椎生理性前凸，L_3 最明显，椎体呈长方形，椎体下缘后部由于受椎间盘的影响而轻度凹陷，S_1 的上面可轻度凹陷，同一椎间隙前宽后窄，相邻椎间隙前后缘高度大致相等，椎间孔呈卵圆形，棘突间隙大小相等（图 3 – 11）。腰椎间盘突出症为了减轻对神经根、硬膜的压迫，腰椎生理性弯曲变小或消失，甚至反常后突，腰骶角减小，椎间隙变窄，或前后相等、前窄后宽。椎体后下角后翘或磨角样改变，为腰椎间盘突出造成功能失调，对椎体后下缘应力刺激增强，引起软骨增生、韧带附着处钙化。椎体下缘后半部浅弧形压迹，椎体前后缘唇样增生，棘突间距离变小，椎间孔变小，椎间隙后方椎管内结节状髓核钙化或纤维环钙化等。

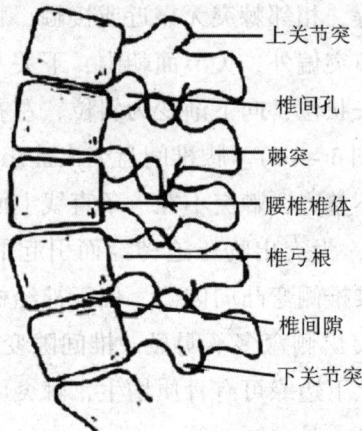

图 3 – 11　腰椎侧位 X 线片正常表现示意图

（3）斜位片　正常斜位片似一个玩具狗的形状，靠近 X 线片一侧的横突相当于狗嘴，椎弓根宛如狗眼，上关节突似竖立的狗耳，下关节突似狗前腿板，椎弓板似狗腹，椎弓板峡部似狗颈，对侧横突似狗尾，对侧下关节突如狗后腿。椎弓板峡部骨皮质完整连绕，密度均匀一致，如峡部不连，可出现裂痕，如狗脖子戴项链。

2. CT 检查

（1）腰椎间盘膨出　正常椎间盘后缘与椎体边缘平行，椎间盘向周围均匀膨出，超出椎体边缘，有一圈低密度的软骨质影，也有局限性膨出，如后缘正中膨出、两侧对称性膨出、单侧膨出，膨出的范围大、程度轻，不压迫神经根、硬膜囊。

（2）腰椎间盘突出　在椎体后缘正中或后外侧，椎间盘后缘局限性突出，可直接显示突出髓核的部位、大小、形态、密度，与周围的关系，突出基底部与椎间盘相延续（图3－12）。

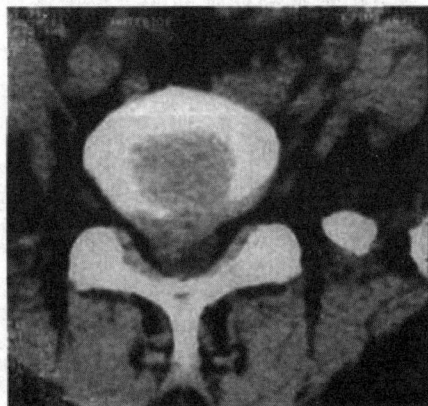

(1)中央偏右型椎间盘突出　　　　(2) 椎间盘突出合并侧隐窝狭窄

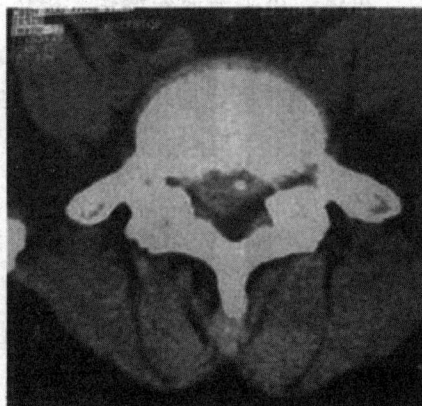

图3－12　腰椎间盘突出

突出物 CT 值高于硬膜囊的 CT 值，突至后纵韧带下方时边缘平滑，穿过后纵韧带突至硬膜外间隙时边缘不规则。

硬膜外脂肪移位　髓核突出所形成的软组织密度影压迫、推移硬膜外脂肪，使硬膜外脂肪移位或消失，硬膜外间隙两侧不对称。

硬膜囊变形　正常硬膜囊前缘与椎体骨性关节后缘一致，髓核突出，光滑圆形的硬膜囊前缘受压变形，较大突出占据椎管，硬膜囊呈新月形裂隙改变。

神经根鞘受压、变形、移位　正常神经根鞘位于椎管的外侧、椎弓根内侧，为类圆形软组织密度影，髓核向后外侧突出，神经根鞘可出现受压移位，也可因水肿而增粗，或因与髓核等密度相同而湮没于髓核块影内，神经根的长期肿胀或髓核充填可使侧隐窝扩大。

突出的髓核内可见高密度钙化、低密度真空现象。表现为突出物中有点、片状的高密度影，或髓核退变致髓核积气，合并突出时，椎间盘内极低密度的气体可位于椎间盘后缘以外。

黄韧带肥厚 正常腰椎黄韧带厚度不超过 5mm，突出致椎间隙变窄，黄韧带变短、皱褶。反复损伤可致黄韧带肥厚，椎板内侧弧形密度增高影，压迫硬膜囊前移，长时间可发生钙化，累及小关节囊致腰椎管狭窄。

椎体、小关节退变增生 椎体边缘出现水平向外延伸的骨赘，密度不均，伴有骨质硬化、小关节突肥大、骨赘形成。

（3）腰椎间盘脱出 脱出的髓核不与椎间盘相连，可在后纵韧带与椎体之间上下滑移，也可穿过、绕过后纵韧带游离至硬膜外间隙，可停止在椎间盘上、下相邻的椎弓根水平（为椎管相对狭窄的部位），也可移动6~10mm。可压迫下降的神经根，也可弯入椎间孔压迫神经根，脱出的髓核可呈圆形，也可呈不规则形，内可有钙化灶、气体，巨大碎片，偶见游离体至硬膜外间隙、硬膜囊内，可见硬膜外脂肪消失。

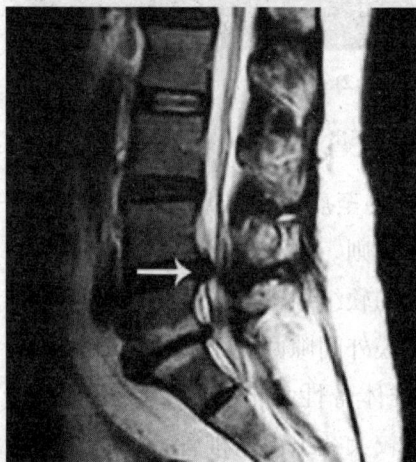

图 3-13　L_{4-5} 间盘突出

3. MRI 检查

（1）腰椎间盘膨出 正常髓核的后缘不超过相应椎体的边缘，其信号强度均匀。信号强度越低，表示椎间盘退变越重，腰椎间盘膨出表现为矢状面椎间盘变薄，含水量减少，信号变低或不均匀，横断面上椎间盘超出椎体外缘。

（2）腰椎间盘突出可显示髓核突出的部位、方向、大小、形状及信号强弱的变化，冠状面上可见腰椎侧弯，矢状面可见生理前凸减轻或消失，椎间盘变扁，信号不均匀，矢状面硬膜囊与脊髓局限性受压，腰椎管脂肪线被截断，硬膜外脂肪移位，横面上见脊髓、神经根受压（图 3-13）。

（3）腰椎间盘脱出 脱出物的顶端缺乏纤维环形成的线条状信号区，与硬膜外及外方脂肪界限不清而见纤维环断裂征，矢状面可见脱出的髓核上下移位，横断面上可见脱出的髓核左右移位。

二、分类

（一）西医分类

1. 按突出的腰椎序数分

（1）$L_3 \sim L_4$ 椎间盘突出　腰痛、活动不利，大腿前部疼痛、麻木，皮肤感觉减退，大腿伸力差，抬腿无力，$L_3 \sim L_4$ 椎间隙旁压痛，患侧大腿前部可有压痛，膝反射减弱或消失，股神经伸展实验阳性，仰卧挺腹实验阳性，为压迫 L_4 神经根所致。X 线片示 $L_3 \sim L_4$ 椎间隙狭窄、骨质增生；CT 示 $L_3 \sim L_4$ 椎间盘突出。

（2）$L_4 \sim L_5$ 椎间盘突出　最为多见，腰痛，活动不利或不敢活动，患侧小腿外侧、臀部疼痛，患侧小腿外侧、足背麻木，咳嗽、打喷嚏加重，腰椎侧弯，生理曲度变小或变平。$L_4 \sim L_5$ 椎间隙旁压痛明显，叩击痛，可向患侧放射，患侧臀中肌部压痛，也可向患肢放射，小腿外侧压痛，小腿外侧、足背感觉减退，足背伸无力，膝、踝反射正常，直腿抬高实验阳性，仰卧挺腹实验阳性，为 L_5 神经根受压所致。X 线片示腰椎变直，$L_4 \sim L_5$ 椎间隙狭窄，骨质增生，腰椎可有侧弯，椎间隙两侧不等宽；CT 示 $L_4 \sim L_5$ 椎间盘突出。

（3）$L_5 \sim S_1$ 椎间盘突出　腰痛、腰部活动受限，臀后部、大腿后侧、小腿后侧疼痛、麻木。$L_5 \sim S_1$ 椎间隙旁压痛。L_5、S_1 叩击痛，大腿后侧、小腿后外侧压痛明显，小腿后侧、足底部感觉减退，足跖屈无力，跟腱张力差，跟腱反射减弱或消失，直腿抬高实验阳性，仰卧挺腹实验阳性，X 线片示 $L_5 \sim S_1$ 椎间隙变窄，骨质增生，CT 示 $L_5 \sim S_1$ 椎间盘突出。

根据以上症状，可推知哪个腰椎间盘突出，哪个神经根受压，临床上，腰椎间盘可单一突出也可两个或三个椎间盘同时突出，其临床表现为两个或三个椎间盘突出的复合症状（图 3-14）。

2. 按突出程度分

（1）腰椎间盘膨出　椎间盘损伤较轻，纤维环无明显损伤，由于腰部肌肉紧张，椎间盘受力较大向周围膨出，临床表现为肌紧张，腰部酸痛、胀痛等，为椎间盘突出的早期表现。

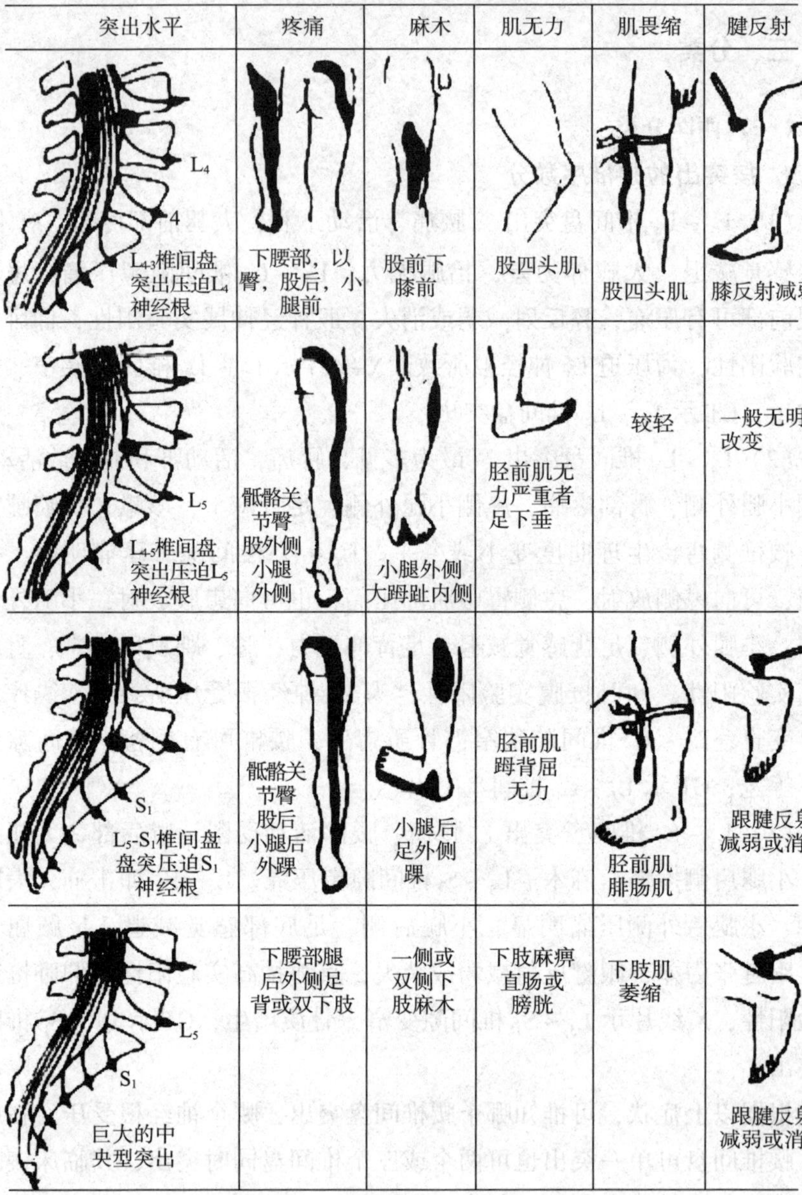

突出水平	疼痛	麻木	肌无力	肌畏缩	腱反射
L_4　4　L_{4-3}椎间盘突出压迫L_4神经根	下腰部,以臀,股后,小腿前	股前下膝前	股四头肌	股四头肌	膝反射减弱
L_5　L_{4-5}椎间盘突出压迫L_5神经根	骶髂关节臀股外侧小腿外侧	小腿外侧大踇趾内侧	胫前肌无力严重者足下垂	较轻	一般无明显改变
S_1　L_5-S_1椎间盘突压迫S_1神经根	骶髂关节臀股后小腿后外踝	小腿后足外侧踝	胫前肌踇背屈无力	胫前肌腓肠肌	跟腱反射减弱或消失
L_5　S_1　巨大的中央型突出	下腰部腿后外侧足背或双下肢	一侧或双侧下肢麻木	下肢麻痹直肠或膀胱	下肢肌萎缩	跟腱反射减弱或消失

图 3-14　腰椎间盘突出与临床表现

（2）腰椎间盘突出　腰椎间盘纤维环、后纵韧带均有损伤,纤维环破裂,椎间盘压向后纵韧带并与后纵韧带同时向后方突出,表现为腰痛、臀部、下肢放射痛,咳嗽、打喷嚏时疼痛加重。

（3）腰椎间盘脱出 椎间盘的纤维环和后纵韧带损伤较重，损伤的椎间盘部分或全部掉落到椎管内，表现为腰痛、臀部、腿部放射痛，可为一侧，也可为双侧，活动可引起剧烈疼痛，咳嗽、打喷嚏、甚至深呼吸都可产生剧烈放射痛，腰、患肢功能障碍，因脱落的椎间盘在椎管内可以移动，故改变体位时，下肢的疼痛部位也可改变（图3-15）。

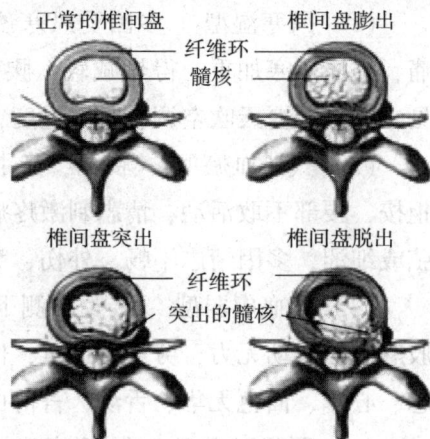

图3-15 腰椎间盘突出症

3. 按突出物与神经根的关系分

（1）肩上型 突出物位于神经根的外上方，腰椎向患侧侧突，使神经根远离突出，减少压迫，凸侧椎间隙增宽，裂口张大，便于突出还纳入椎间盘内，时间久无还纳可能性，腰椎凸向患侧，可使神经根松弛，减少对神经根的挤压，向患侧弯腰疼痛加重。

（2）腋下型 突出物位于神经根的内下方，在神经根与硬膜囊之间，神经根受压，向上弯曲变形。腰椎凸向健侧，向健侧弯腰疼痛加重。

（3）肩前型 突出物位于神经根的腹侧，将神经根顶向后方，向前弯腰疼痛加重。

（二）中医分类

1. 辨证分类

由于患者的体质差异和引起腰椎间盘突出症的病因不同，临证表现也各不相同，根据临床表现进行分类，以便指导临床治疗用药。《诸病源候论·腰痛经》曰："凡腰痛病有五：一曰少阴，少阴肾也，七月万物阳气所伤，是以腰痛。二曰风痹，风寒着腰，是以痛，三曰肾虚，役用伤肾，是以痛。四曰昏腰，坠堕伤腰，是以痛。五曰寝卧湿地，是以痛。"

（1）风寒湿型　多因受风寒诱发，腰部、下肢疼痛，呈冷痛、酸痛，疼痛遇寒加重，得热减轻，腰部活动不利或不敢活动，秋冬季多见，亦见于夏天吹空调、电扇过度，舌淡，苔薄白，脉浮或紧。

（2）气滞血瘀型　腰痛，患肢疼痛，呈胀痛或刺痛，疼痛较重，拒按，腰部不敢活动，情志刺激疼痛加重，舌质紫暗或有瘀斑瘀点，脉弦或细涩，多因情志不畅、外伤、劳损等引起。

（3）气血虚弱型　腰及患侧下肢疼痛，痛势不重，隐隐作痛，患肢麻木、活动无力，劳累后加重，休息后减轻，伴身倦乏力、头晕、健忘、心悸、面色无华、舌淡，苔薄白，脉细无力。

（4）肝肾亏虚型　腰部疼痛，酸弱无力，患肢隐痛，麻木无力，伴五心烦热、耳鸣、耳聋，形寒肢冷，舌淡或红，苔薄白或少苔，脉沉细无力。多由肝肾不足，精血亏虚不能充养筋骨所致。

（5）湿热痹阻型　腰腿疼痛沉重，患肢烦热，遇热或雨天疼痛加重，恶热，口舌干，小便短赤，大便不畅，舌红，苔黄腻，脉濡数或弦数。多由于风寒湿邪日久化热，湿热阻滞所致。

2. 辨证分经

腰椎间盘突出症症状多在腰部、臀部、下肢，为足三阳、足三阴的循行范围，根据症状而辨别经络分类可提高治疗效果。《灵枢》曰："能辨阴阳十二经者，知病之所生。"

（1）督脉经病　腰背强痛、活动不利、腹肌紧张等。《素问·骨空论》："督脉为病，脊强反折。"

（2）足太阳经病　腰、臀后部、患肢后侧疼痛，也可向患侧下肢放射，患肢麻木无力，腰、臀后部、下肢后侧压痛，活动受限或不利，严重者不敢活动。

（3）足少阳经病　腰痛，臀部疼痛，大腿外侧中线、小腿外侧疼痛，腰部可有歪斜，活动加重，小腿外侧麻木无力，腰部、患肢外侧正中压痛。

（4）足阳明胃经病　腰痛，臀部痛，大腿外侧、小腿前外侧疼痛、麻木，腰部、臀外侧、患肢前外侧压痛，活动不灵。

（5）足少阴肾经病　腰痛，腹股沟内侧疼痛，小腿内侧后缘疼痛、麻木，腰部压痛，活动不利或受限，小腿内侧压痛。

（6）足厥阴肝经病　腰痛，活动时加重，腹股沟处疼痛，患肢内侧中线疼痛、麻木、压痛，痛重者不敢活动。

三、鉴别诊断

1. 腰骶椎隐裂

腰骶椎隐裂与腰椎间盘突出症均有腰痛，皆多与劳损有关，也可见坐骨神经痛，二者应注意鉴别（表3-1）。

表3-1　腰椎间盘突出症与腰骶椎隐裂的鉴别

项目	腰椎间盘突出症	腰骶椎隐裂
病史	外伤、劳损	劳损
疼痛部位	腰部、臀部、下肢	下腰部
放射痛	多有下肢放射痛	偶见
压痛	腰部、臀部、下肢	腰骶部正中
直腿抬高实验	阳性	阴性
仰卧挺腹实验	阳性	阴性
X线检查	生理曲度变直，椎间隙改变，椎间孔变小，骨质增生	$L_5 \sim S_1$ 椎弓不愈合

2. 腰椎关节突畸形

腰椎关节突畸形也是造成腰痛的原因之一，且病程长、难愈，应需进行鉴别（表3-2）。

表3-2　腰椎间盘突出症与腰关节突畸形的鉴别

项目	腰椎间盘突出症	腰椎关节突畸形
病史	外伤、劳损	劳损
疼痛部位	腰部、臀部、下肢	腰部
放射痛	多有下肢放射痛	无
压痛	腰部、臀部、下肢	腰部
直腿抬高实验	阳性	阴性
X线检查	生理曲度变直，椎间隙改变，椎间孔变小，骨质增生	关节突畸形，不对称

3. 骶髂关节结核

骶髂关节结核可出现腰骶部的疼痛，活动受限，与腰椎间盘突出症只有腰部症状者相似，应进行鉴别（表 3 - 3）。

表 3 - 3　腰椎间盘突出症与骶髂关节结核的鉴别

项目	腰椎间盘突出症	骶髂关节结核
发病年龄	男性，青壮年多发	女性，青年多见
放射痛	多有下肢放射痛	无
压痛	腰部、臀部、下肢	骶髂关节
伴随症状	无低热，盗汗	潮热、盗汗
翻身	可痛	痛剧
血沉	正常	升高
"4"字实验	阴性	阳性
直腿抬高试验	阳性	阴性
X线检查	生理曲度变直，椎间隙改变，椎间孔变小，骨质增生	骶髂关节骨质破坏，死骨空洞形成

4. 骶髂关节外伤

骶髂关节外伤临床表现为腰骶部疼痛，活动加重，不能盘腿，注意与腰椎间盘突出症鉴别（表 3 - 4）。

表 3 - 4　腰椎间盘突出症与骶髂关节外伤的鉴别

项目	腰椎间盘突出症	骶髂关节损伤
病史	外伤、劳损	急性外伤
疼痛部位	腰部、臀部、下肢	骶髂关节处
放射痛	下肢	可有下肢
压痛	腰椎旁、臀部、下肢	骶髂关节
直腿抬高实验	阳性	阴性
"4"字实验	阴性	阳性
骨盆挤压分离实验	阴性	阳性
仰卧挺腹实验	阳性	阴性

5. 腰椎结核

腰椎结核表现为腰痛，活动受限，应注意与腰椎间盘突出症相鉴别（表 3 – 5）。

表 3 – 5　腰椎间盘突出症与腰椎结核的鉴别

项目	腰椎间盘突出症	腰椎结核
疼痛部位	腰部、臀部、下肢	腰部
放射痛	下肢放射痛	可有
压痛	腰部、臀部、下肢	腰部
叩击痛	可有	明显
潮热、盗汗	无	有
腰功能障碍	可有	明显
血沉	正常	快
X 线片	腰椎椎间隙形态改变	骨质破坏

6. 腰椎管内肿瘤

腰椎管内肿瘤可出现腰痛、下肢麻木无力，可呈进行性加重，应与腰椎间盘突出症相鉴别（表 3 – 6）。

表 3 – 6　腰椎间盘突出症与腰椎管内肿瘤的鉴别

项目	腰椎间盘突出症	腰椎管内肿瘤
病史	治疗后减轻	进行性加重
腰痛	明显	可有
放射痛	有	有
二便障碍	少见	可见
下肢麻木无力	可有	多有
直腿抬高实验	阳性	阳性
血沉	正常	多快
X 线片骨破坏	无	有

7. 腰椎滑脱症

腰椎滑脱症可出现腰痛，下肢疼痛，间歇性跛行等，与腰椎间盘突出症相似，应注意鉴别（表3-7）。

表3-7 腰椎间盘突出症与腰椎滑脱症的鉴别

项目	腰椎间盘突出症	腰椎滑脱症
病史	青壮年多发	中老年多发
病因	外伤、劳损	劳损
腰痛	有	可有，多较轻
放射痛	多有	偶见
腰部压痛	明显	可有
腰骶部阶梯感	无	有
腰形态改变	变直	前凸
间歇性跛行	偶见	多见
X线片	椎间隙多变窄	椎弓根峡部不连，椎体滑脱

8. 腰椎管狭窄

腰椎管狭窄表现为腰部不适、疼痛，下肢麻木、无力，行走加重，应与腰椎间盘突出症相鉴别（表3-8）。

表3-8 腰椎间盘突出症与腰椎管狭窄的鉴别

项目	腰椎间盘突出症	腰椎管狭窄
年龄	青壮年多发	中老年多发
起病	急	缓慢
疼痛	腰部	下腰部
疼痛程度	较重	较轻
放射痛	有，多单侧	可有，不重，可双侧
间歇性跛行	极少	常见
马尾神经压迫	极少	常见
压痛	明显	较轻
直腿抬高实验	阳性	阳性
腰后伸受限	可有	明显
坐、卧位时症状	缓解不明显	消失
影像学检查	神经根受压	腰椎管狭窄

9. 腰椎骨关节病

腰椎骨关节病临床出现腰痛，病程较长，与腰椎间盘突出症早期表现为腰痛者相似，应注意鉴别（表3-9）。

表3-9 腰椎间盘突出症与腰椎骨关节病的鉴别

项目	腰椎间盘突出症	腰椎骨关节病
年龄	青壮年多发	老年多发
病因	外伤、劳损	不明显
腰痛	明显	多见
放射痛	明显	偶见
压痛	腰、臀、下肢	不明显
腿麻木无力	有	无
直腿抬高实验	阳性	阴性
仰卧挺腹实验	阳性	阴性
影像学检查	腰椎变直，间隙变窄	小关节增生，关节间隙变窄

10. 第三腰椎横突综合征

第三腰椎横突综合征表现为腰痛，早晨起床前尤其明显，有时可出现患侧下肢前外侧的疼痛、麻木，应与腰椎间盘突出症相鉴别（表3-10）。

表3-10 腰椎间盘突出症与第三腰椎横突综合征的鉴别

项目	腰椎间盘突出症	第三腰椎横突综合征
病因	外伤、劳损	劳损
疼痛	腰部，尤下腰部多见	上腰部
放射痛	下肢后外侧多见	偶见前侧、不超过膝
压痛	腰部	$L_2 \sim L_3$ 间隙旁6cm 处
腿部压痛	多见	无
麻木无力	多见	无
直腿抬高实验	阳性	阴性
X线片	腰椎变直，间隙较窄	第三腰椎横突长

11. 梨状肌综合征

梨状肌综合征有臀部、下肢放射性疼痛，应与腰椎间盘突出症相鉴别（表3－11）。

表3－11　腰椎间盘突出症与梨状肌综合征的鉴别

项目	腰椎间盘突出症	梨状肌综合征
腰痛	有	无
臀痛	多见	有
坐骨神经痛	有	有
腰部压痛	有	有
臀部压痛	臀中肌多见	梨状肌
直腿抬高实验	阳性	阴性
梨状肌紧张实验	阴性	阳性
梨状肌局麻后疼痛	存在	消失
仰卧挺腹实验	阳性	阴性
X线片	腰椎变直，间隙变窄	正常

12. 黄韧带肥厚症

黄韧带肥厚症多表现为腰部不适，下肢放射痛、麻木等，应与腰椎间盘突出症相鉴别（表3－12）。

表3－12　腰椎间盘突出症与黄韧带肥厚症的鉴别

项目	腰椎间盘突出症	黄韧带肥厚症
年龄	青壮年多发	老年
病因	外伤、劳损	劳损
腰部压痛	有	有
下肢放射痛	有	有
间歇性跛行	偶见	可有
马尾神经压迫	极少	可有
休息后	减轻	消失

第四章 药物治疗

一、中药汤剂

内服中药治疗腰椎间盘突出症，是传统的主要治法，腰椎间盘突出症虽与外伤、劳损有关，但脏腑失调、经气郁结、气血瘀滞为其病理变化。调整脏腑的功能、滋补肝肾、强健筋骨、补益气血、活血化瘀、祛风除湿、舒筋活络、散寒止痛等较有优势，多可获得较好的疗效。故李用粹《证治汇补·腰痛》："治惟补肾为先，而后随邪之所见者施治，标急则治标，本急则治本，初邪宜疏邪滞，理经隧，久病宜补真气，养血气。"在内服中药过程中，还应调整患者工作、生活中的不良习惯，避免再次劳损而加重或诱发，还可配合其他疗法，如针灸、推拿、理疗等综合治疗，以增强疗效，加速康复。

1. 风寒湿型

症状：腰部疼痛，起病突然，可向患侧下肢放射，疼痛呈冷痛、酸痛、得热痛减，遇寒加重，腰部强硬，活动不利，甚至活动幅度减小，可伴有下肢麻木无力。风气盛者，疼痛部位可上下游走不定；寒气盛者，疼痛较重，甚至白天不能工作、晚上不能睡眠，位置较为固定；湿气盛者，疼痛困重，缠绵难愈。舌淡，苔薄白，脉浮或紧。

病机：气候骤变，或夜卧少被，或汗出当风等风寒湿之邪侵犯腰部，痹阻腰部经脉，致气血运行不通而为疼痛，寒邪为病，故呈冷痛，且得热痛减，遇寒加重，血脉痹阻，新血则不达，失于濡养则麻木无力。

治则：祛风除湿，散寒止痛。

方药：独活寄生汤加减。独活、桑寄生、细辛、白芍、桂枝、川牛膝、秦艽、桔梗、防风、人参等。偏于风者可用防风汤加减，偏于寒者可用乌头汤加减，偏于湿者可用薏苡仁汤加减。

2. 气滞血瘀型

症状：腰部疼痛较重，呈胀痛或刺痛，疼痛拒按，腰部不敢活动，屈伸不利，疼痛向下肢放射，可伴有麻木无力，疼痛多因精神刺激诱发或加重，日轻夜重，晚上因疼痛影响睡眠，肌肉可有萎缩，可有外伤史，舌质紫暗或有瘀斑瘀点，脉细涩或弦。

病机：多因情志刺激或外伤、劳损致腰部气滞血瘀而发病，偏于气滞者呈胀痛，遇情志刺激而诱发或加重；偏于血瘀者则刺痛，疼痛较重，拒按，不敢活动，夜卧难眠；瘀血内阻，新血则不达，患肢失于气血的营养故见肌肉萎缩、麻木无力，舌质紫暗或有瘀点、瘀斑，脉细涩或弦均为气滞血瘀之象。

治则：理气活血，祛瘀止痛。

方药：身痛逐瘀汤加减。川芎、红花、桃仁、赤芍、当归、羌活、葛根、秦艽、桑枝、延胡索、柴胡、地龙、甘草、川牛膝、川断等。

3. 气血虚弱型

症状：腰部疼痛，痛势不剧，呈酸痛、隐痛，向下肢放射，下肢隐痛、肌肉萎缩、麻木无力、活动不利、疼痛劳累后加重，休息后减轻，多伴有身倦乏力、头晕、健忘、心悸，面色无华，舌淡，苔薄白，脉细无力。

病机：气血虚弱，不能充养腰腿部筋骨，不荣则痛，故腰、腿隐痛；不能充养肌肉筋脉，则见肌肉萎缩、麻木无力；不能营养脑、心、面，则见头晕、健忘、心悸、面色无华；劳则气耗，气血更虚，故劳累加重，休息减轻；身倦乏力、脉细无力均为气血虚弱之象。

治则：补气养血，荣筋止痛。

方药：八珍汤加减。党参、白术、云苓、当归、白芍、熟地黄、黄芪、甘草、川芎、川牛膝、川断。

4. 肝肾亏虚型

症状：腰部疼痛、萎缩无力，呈隐痛，下肢隐痛、麻木无力，可有肌肉萎缩，耳鸣、耳聋。偏有阴虚者，多有五心烦热、盗汗，舌质红，脉细数；偏于阳虚者，可有形寒肢冷，舌淡，脉沉细。

病机：肝肾亏虚，精血不足，肝虚不能养筋，肾虚不能养骨，筋骨失养，不荣则痛，腰为肾之府，膝为筋之会，肝肾不能充养腰膝故腰膝酸软，腰部隐痛、萎缩无力；不能充养患肢，故麻木无力；肾开窍于耳，肾虚不能上充于耳则耳鸣、耳聋；肾阴不足，不能制阳则见五心烦热、盗汗、舌红、脉细数；肾阳虚不能温煦则见形寒肢冷。

治则：滋补肝肾，舒经活络。

方药：偏阴虚者六味地黄丸加味。熟地黄、山茱萸、山药、白芍、云苓、牡丹皮、泽泻、当归、独活、川牛膝、甘草。

偏阳虚者金匮肾气丸加味。附子、肉桂、熟地黄、山茱萸、白芍、山药、云苓、川断、甘草、川牛膝、杜仲。

5. 湿热痹阻型

症状：腰腿疼痛，肢体烦热，遇热或雨天疼痛加重，恶热，口舌干，小便短赤，大便不畅，舌红，苔黄腻，脉濡数或弦数。

治则：清热利湿，舒筋活络。

方药：四逆散加减。川牛膝、黄柏、车前子、茵陈、防己、知母、大黄、土茯苓、木瓜、络石藤。

二、中成药

1. 骨质增生丸

药物组成：熟地黄、肉苁蓉、骨碎补、鹿衔草、鸡血藤、莱菔子等。

方义分析：肾主骨，骨质增生为肾虚的病变，熟地黄滋补肾精为君药；肉苁蓉、骨碎补、鹿衔草补肾活血祛风，共为臣药；鸡血藤通经活络为佐；莱菔子消食理气为使；共奏补肾活血化瘀之功。

临床应用：颈椎病、腰椎骨质增生、腰椎间盘突出症、跟骨刺等。

用法用量：每次 1～2 丸（3.5～7g），每日 2 次，温开水送服。

2. 骨仙片

药物组成：骨碎补、仙茅、熟地黄、黑豆、女贞子、枸杞子、牛膝、金樱子、防己。

方义分析：阴阳不足、肝肾亏损，以骨碎补、仙茅温阳为君；熟地黄、黑豆、女贞子滋阴为臣；牛膝、枸杞子养阴补血、滋益肝肾为佐；防己利水除湿、金樱子收敛固涩为使。全方阴阳俱补，有助阳滋阴、强化筋骨之功。

临床应用：颈椎病、腰椎骨质增生、肾虚腰痛、跟骨刺等。

用法用量：每次 4~6 片（2~3g），每日 2~3 次，温开水送服。

3. 伸筋丹胶囊

药物组成：乳香、没药、马钱子、红花、地龙、骨碎补、防己、五加皮。

方义分析：本方为活血化瘀、舒筋活络之剂。乳香、没药活血行瘀、通痹止痛为君；马钱子、红花、地龙通络止痛、化瘀散滞为臣；骨碎补、防己、五加皮祛风除湿、强壮筋骨、通行经络为佐使；共奏活血化瘀、通行经络之功。

临床应用：血瘀型颈椎病、肩周炎、腰椎间盘突出症、跌打损伤、筋骨折伤。

用法用量：每次 5 粒（0.75g），每日 2 次，饭后服用。

4. 珍牡肾骨胶囊

药物组成：珍珠母、牡蛎、微晶纤维素、羧甲基纤维素钠。

功效：强壮筋骨。

主治：腰背、肢体关节疼痛，腰椎间盘突出症。

用法用量：一次 1 粒，一日 3 次。

注意事项：忌生冷、油腻，孕妇慎用。

5. 痛血康胶囊

药物组成：重楼、草乌、金铁锁、化血丹。

功效：活血化瘀、止血、止痛。

主治：跌打损伤，外伤出血，胃、十二指肠溃疡引起的出血，血瘀型腰椎间盘突出症。

用法用量：一次 0.2g，每日 3 次，也可外敷患处。

注意事项：心、肝、肾功能不全者不可用，服药期间忌食蚕豆、鱼类、酸冷食物。

6. 壮腰健肾丸

药物组成：狗脊、黑老虎、千金拔、桑寄生、女贞子、鸡血藤、金樱子、牛大力、菟丝子。

功效：强腰健肾、祛风湿、养血。

主治：肾亏腰痛、膝软无力、小便频数、风湿骨痛、神经衰弱、肾虚型腰椎间盘突出症。

用法用量：一次 3.5g，一日 2~3 次。

注意事项：孕妇忌服，儿童禁用，恶寒发热忌服。

7. 风湿镇痛片

药物组成：丁公藤、黑老虎、桑寄生。

方义分析：丁公藤辛温祛风胜湿、舒筋活络、消肿止痛为君；黑老虎活血化瘀、行气止痛为臣；桑寄生补肝肾、强筋骨为佐使。

临床运用：各种痹症、颈椎病、肩周炎、腰椎间盘突出症等。

用法用量：每次 4~5 片，每日 3 次，温开水送服。

8. 六味地黄丸

药物组成：熟地黄、山茱萸、山药、茯苓、牡丹皮、泽泻。

方义分析：本方为滋阴代表方，重用熟地黄滋补肾阴、填精益髓而生血为君；山茱萸补益肝肾、涩精、敛汗，山药补脾阴而固精为臣；牡丹皮清泻肝火为佐；茯苓、泽泻清热利尿、泻火利湿为使。对肝肾阴虚证，最为合适。

临床应用：颈椎病、肩周炎、腰椎增生、腰椎间盘突出症、小儿发育不良、糖尿病等。

用法用量：每次 6~9g，每日 2 次，温开水送服。

9. 金匮肾气丸

药物组成：肉桂、附子、熟地黄、山药、山茱萸、牡丹皮、茯苓、泽泻。

方义分析：本方为治肾阳虚衰、命门火不足的代表方，将肉桂、附子加入六味地黄丸方中，以温阴中之阳，即所谓"益火之源，以消阴翳"。

临床应用：颈椎病、肩周炎、肾阳虚腰痛、腰椎间盘突出症、跟骨刺等。

用法用量：每次 1 丸（6～9g），每日 2 次，温开水送服。

10. 舒筋活血片

药物组成：红花、香附、狗脊、香加皮、络石藤、伸筋草、泽兰、寄生、鸡血藤、自然铜。

功效：活血散瘀、舒筋活络。

临床应用：筋骨疼痛、肢体拘挛、腰背酸痛、腰椎间盘突出症、跌打损伤。

用法用量：每次 5 片，每日 3 次。

注意事项：孕妇忌服。

11. 小活络丹

药物组成：胆南星、川乌、草乌、地龙、乳香、没药。

方义分析：本方以川乌、草乌温经活络、祛风散寒为主药；制胆南星燥湿化痰、祛风通络为臣；乳香、没药行气活血、化瘀止痛为佐；地龙通经活络为使；共奏温经通络、祛风除湿、祛瘀止痛之功，使风寒、痰湿、瘀血得以祛除，经络得通。

临床应用：风寒、痰湿、血瘀型颈椎病、肩周炎、腰腿痛，腰椎间盘突出症、中风、风湿痹痛。

用法用量：每次 1 丸（6～9g），每日 2 次，温开水送服。

12. 寒湿痹冲剂

药物组成：附子、制川乌、生黄芪、桂枝、麻黄、白术、当归、白芍、威灵仙、木瓜、细辛、蜈蚣、炙甘草。

方义分析：本方专为寒湿阻络的病证而设。以川乌、附子大辛大热、温阳散寒为君；麻黄、桂枝、白术散风通阳、蠲痹除湿，威灵仙散风湿为臣；细辛、蜈蚣通络止痛，当归、白芍、黄芪益气养血活血为佐；同时可防辛热之川乌、附子，走窜之威灵仙、蜈蚣伤及气血，甘草调和诸药。诸药合用，辛润并施，通达内外，共奏温阳驱寒逐湿之功。

临床应用：寒湿型颈椎病、肩周炎、腰椎间盘突出症、风湿性关节炎、类风湿关节炎。

用法用量：每次 10～20g，每日 2～3 次，温开水送服。

13. 大活络丹

药物组成：人参、茯苓、白术、甘草、熟地黄、赤芍、川芎、当归、蕲蛇、乌梢蛇、地龙、僵蚕、枸骨叶、骨碎补、威灵仙、麻黄、防风、羌活、草乌、葛根、肉桂、丁香、沉香、木香、香附、乌药、藿香、青皮、豆蔻、乳香、没药、血竭、松香、何首乌、龟甲、大黄、黄连、黄芩、玄参、贯众、细辛、安息香、天麻、全蝎、天南星、牛黄。

方义分析：人体气血虚弱、肝肾不足，内蕴痰热、外受风邪侵袭，使卫气不行、血行涩滞、经络受阻，而为痹痛或中风。方由四物、四君子合祛风通络之品组成，以四君子补气、四物养血以培本；辅以蕲蛇、乌梢蛇、地龙、僵蚕善行走窜蠕动之品以祛风活络通痹，止拘挛抽搐疼痛；枸骨叶、骨碎补、威灵仙滋肝肾、坚筋骨、利关节；麻黄、防风、羌活、草乌、葛根透肌肤而发散风寒；肉桂、丁香、藿香温里救逆以祛风寒；沉香、木香、香附、乌药、青皮、豆蔻理气而引血畅道；乳香、没药、松香、血竭散血活血而止痛；何首乌、龟甲、熟地黄滋阴益气以充血脉；大黄、黄芩、黄连、玄参、贯众泻风热之邪以祛伏游之火；细辛、安息香开窍醒神以达经络；天麻、全蝎、天南星熄风化痰、通络止痛。全方共奏舒筋活络，祛风止痛，除湿豁痰之功。

临床应用：神经根型、脊髓型颈椎病，风寒型肩周炎，腰椎间盘突出症、周身关节疼痛，或伴肿胀、重着麻木、肢节屈伸不利之痹症，中风等。

用法用量：每次1丸（3g），每日2次，温开水或温黄酒送服。

14. 豨莶风湿丸

药物组成：豨莶草、威灵仙、防己、桑寄生、桑枝、槐枝。

方义分析：本方专用于风湿痹痛，以豨莶草祛风除湿、舒筋活络为君；威灵仙，防己祛风除湿、通络止痛为臣；桑寄生、桑枝补肝肾、强筋骨、养血通络为佐；槐枝通经行络为使。

临床运用：风湿型颈椎病、肩周炎、风湿痹痛、腰椎间盘突出症、腰痛等。

用法用量：每次1丸（9g），每日3次，温开水送服。

15. 舒筋活络丸

药物组成：五加皮、胆南星、川芎、豨莶草、桂枝、地枫皮、独活、牛膝、当归、木瓜、威灵仙、羌活。

方义分析：风湿侵袭、经络痹阻而为痹痛，重用五加皮祛风除湿、强健筋骨，桂枝温通经脉、散寒止痛为君；当归、川芎养血活血、祛风通络，羌活、独活祛风除湿、散寒止痛为臣，胆南星燥湿豁痰、散风破结；豨莶草、地枫皮、威灵仙祛风除湿、通经络；牛膝、木瓜强健筋骨、祛风除湿、散寒止痛为佐使，共奏祛风除湿、舒筋活络之功。

临床应用：风寒湿型颈椎病、痰湿型颈椎病、风寒湿型腰椎间盘突出症、肩周炎、风湿痹痛、腰痛。

用法用量：每次 1 丸，每日 2 次，温开水送服。

16. 壮骨伸筋胶囊

药物组成：淫羊藿、熟地黄、鹿衔草、骨碎补、肉苁蓉、鸡血藤、红参、狗骨、茯苓、威灵仙、豨莶草、葛根、延胡索、山楂、洋金花。

功效：补益肝肾、强筋健骨、活络止痛。

临床运用：肾虚型颈椎病、肩周炎、肾虚腰痛、痹症。

用法用量：每次 1.8g，每日 3 次，温开水送服。

17. 壮骨关节丸

药物组成：狗脊、淫羊藿、独活、骨碎补、木香、鸡血藤、续断、熟地黄。

功效：补益肝肾、养血活血、强健筋骨、理气止痛。

临床应用：肾虚型颈椎病、肩周炎、肾虚腰痛、痹症、跟骨刺等。

用法用量：每次 6g，每日 2 次，温开水送服。

18. 骨刺消痛液

药物组成：川乌、威灵仙、牛膝、桂枝、木瓜等。

方义分析：本方为祛风散寒、通络止痛之剂，以川乌辛热祛风除湿、散寒止痛为君；以威灵仙、牛膝、桂枝祛风通络、散寒止痛为臣；木瓜酸温为佐使，温热并用，酸甘俱施。

临床运用：风寒湿型颈椎病、肩周炎、风寒湿型腰腿疼痛、跟骨刺、风寒湿痹等。

用法用量：每次 10 ~ 15ml，每日 2 次。

注意事项：乙醇过敏者忌用，孕妇忌用。

19. 舒筋活络酒

药物组成：羌活、独活、木瓜、防风、蚕沙、桑寄生、续断、当归、川芎、红花、川牛膝、玉竹、白术、红曲、甘草。

方义分析：本方为风寒湿痹药酒。以羌活、独活祛风胜湿为君；以木瓜酸温舒筋活络，防风祛风除湿、蚕沙除湿祛风为臣；桑寄生、续断补肝肾、强筋骨；当归、川芎、红花、牛膝养血活血为佐；玉竹、红曲、白术健脾胃为使。全方配合，可补先天、实后天、通经络、畅气血，使风寒湿邪尽去。

临床应用：风寒湿型颈椎病、肩周炎、风寒湿痹、腰腿疼痛、跌打损伤。

用法用量：每次 20 ~ 30ml，每日 2 次，口服。

注意事项：孕妇慎用。

20. 祛风活血酒

药物组成：红花、鸡血藤、当归、乳香、没药、玉竹、独活、桑枝、川芎、枸杞子、红曲、肉桂、桑寄生、续断、牛膝、松节、木瓜。

方义分析：本方为祛风活血之剂，以红花、鸡血藤、当归、川芎、乳香、没药、松节活血养血、行气止痛为君；以独活、桑枝、木瓜祛风胜湿、温通经络，桑寄生、牛膝、肉桂、枸杞子、续断补益肝肾、强化筋骨为臣；以玉竹滋养胃阴为佐使。共奏祛风活血、强筋壮骨、通络止痛之功。

临床应用：风寒湿型和血瘀型颈椎病、肩周炎、腰椎间盘突出症、风寒湿痹、跌打损伤。

用法用量：每次 20ml，每日 3 次。

21. 追风强肾酒

药物组成：五加皮、女贞子、白酒。

方义分析：本方主治肝肾不足，风寒湿侵袭之痹。以五加皮味辛苦、性温、祛风寒湿邪、补肝肾、强筋骨为君药；女贞子滋补肝肾为臣；白酒为使，行气通经络。

临床应用：肝肾不足型颈椎病、肩周炎，肝肾不足之风寒湿痹、腰痛。

用法用量：每次 15 ~ 20ml，每日 2 ~ 3 次。

22. 元胡止痛片

药物组成：延胡索、白芷等。

功效：理气活血、祛瘀止痛。

临床应用：气滞血瘀型胁痛、胃痛、腰痛、头痛、痛经等。

用法用量：每次 4~6 片，1 日 3 次，温开水送服。

23. 独一味软胶囊

药物组成：独一味

功效：活血止痛，化瘀止血。

临床运用：适用于多种外科手术后的刀口疼痛、出血，外伤骨折，筋骨扭伤，风湿痹痛以及崩漏、痛经、牙龈肿痛、出血、颈椎病、膝关节骨性关节炎、肩周炎等。

用法用量：口服，一次 3 粒（1.5 克），一日 3 次。7 天为一疗程；或必要时服。

不良反应：偶见胃脘不适、隐痛。

注意事项：孕妇慎用。

24. 藤黄健骨丸

药物组成：熟地黄 1500 克，鹿衔草 1500 克，骨碎补 1500 克（烫），肉苁蓉 1500 克，淫羊藿 1000 克，鸡血藤 1000 克，莱菔子（炒）500 克，蜂蜜 250 克。

方义分析：重用熟地黄，其味甘，性微温，归肝、肾经，滋阴补血，益精填髓。大补肝肾之真阴，为君药。淫羊藿其味辛甘，性温，入肝、肾经，补肾壮阳、祛风除湿；肉苁蓉味甘、咸，性温，归肾、大肠经，补肾阳、益精血、益肾生髓。二药共用补肾之元阳，辅助补阴之君药，共取阴中求阳，少火生气之功，阴阳并补。骨碎补其味苦，性温，归肾、肝经，补肾强骨、续伤止痛；鹿衔草味甘、苦而性温，归肝、肾经，祛风湿、强筋骨、止血、补骨镇痛。以上四味，辅助君药补益肝肾、强筋健骨，共为臣药。鸡血藤其性温，味苦、甘，既能补肾益精添髓，又通畅经络、行气活血，通则不痛，活血通络，补骨止痛为佐药。莱菔子健骨、消食、理气，其性平，味辛、甘，以防补而滋腻之弊，为使药。本方组方严谨，理法分明，以补肾为本，治骨为标，标本兼治。

功效：补肾、活血、止痛。

临床运用：用于颈椎病、骨刺，膝关节骨性关节炎、腰疼等。

用法用量：每丸重 3.5g：口服，蜜丸一次 1～2 丸，一日 2 次。水丸一次 2-4g，一日 2 次

25. 仙灵骨葆胶囊

药物组成：淫羊藿、续断、补骨脂、地黄、丹参、知母。

功效：滋补肝肾、活血通络、强筋壮骨。

临床运用：用于肝肾不足、瘀血阻络所致骨质疏松症，症见颈肩酸痛、腰脊疼痛、足膝酸软、乏力等。

用法用量：0.5g＊30 粒。口服，一次 3 粒，一日 2 次；4～6 周为一疗程。

注意事项：①忌食生冷、油腻食物。②感冒时不宜服用。③高血压、心脏病、糖尿病、肝病、肾病等慢性病严重者应在医师指导下服用。④对本品过敏者禁用，过敏体质者慎用。

26. 伤痛宁胶囊

药物组成：由川乌、草乌、田七、藏红花、当归、伸筋藤、海风藤、枫荷梨、醋酸洗必泰为主要原料，配合无毒橡胶制成。

功效：祛风活血、消肿止痛。

临床运用：适用于风湿性关节炎、颈椎病、肩周炎、腰肌劳损、膝关节骨性关节炎、筋骨疼痛及缓解运动引起的肌肉疲劳、酸痛等。

用法用量：口服，一次 4 粒，一日 2 次。

27. 七叶安神片

药物组成：三七叶提取的总皂苷制成的片剂。

功效：益气安神，活血止痛。

临床运用：用于心气不足、心血瘀阻所致的心悸、失眠、胸痛、胸闷。

用法与用量：口服。一次 50～100mg，一日 3 次。饭后服。

28. 根痛平

药物组成：伸筋草、白芍、狗脊（沙烫去毛）、续断、地黄、红花、乳香（醋炙）、没药（醋炙）、桃仁、牛膝、葛根、甘草。

功效：活血、通络、止痛。

临床运用：用于风寒阻络所致颈椎病，症见肩颈疼痛，活动受限，上肢麻木等。

用法用量：口服，小片一次 5 片，大片一次 3 片，一日 3 次；饭后服用。

注意事项：严重肝肾功能不良者忌用。胃溃疡、十二指肠溃疡、急性胃炎、胃出血患者忌用。孕妇禁用。

29. 活血止痛胶囊

药物组成：当归、土鳖虫、三七、乳香（制）、冰片、自然铜（煅）。辅料为微粉硅胶、淀粉。

功效：活血散瘀，消肿止痛。

临床应用：跌打损伤、瘀血肿痛、瘀血型颈椎病、肩周炎、膝关节骨性关节炎、膝关节骨性关节炎。

用法用量：0.25g * 30 粒，用温黄酒或温开水送服，一次 4 粒，一日 3 次

三、西药

1. 洛索洛芬钠

药理作用：为前体药物，经消化道吸收后在体内转化为活性代谢物，其活性代谢物通过抑制前列腺素的合成而发挥镇痛、抗炎、解热作用，在吸收入血前对胃肠道无刺激，故对胃肠道无明显刺激作用，适于骨性关节炎、类风湿关节炎、腰痛、腰椎间盘突出、肩周炎、颈椎病及外伤、术后镇痛。

用法用量：每次 60mg（1 片），每日 3 次，1 日最大剂量不超过 180mg。

注意事项：避免与其他非甾体抗炎药合用，消化道溃疡、心衰、肝肾功能损害者禁用。

2. 美洛昔康分散片

药理作用：为非甾体类抗炎药，能抑制机体环氧酶的活动，从而阻断前列腺素的合成，而达到消炎止痛的作用，具有较强的消炎、止痛、

退热作用。适用于类风湿关节炎、疼痛性骨关节炎、风湿性关节炎、头痛、颈肩痛、腰腿痛、劳损、痛经等。

用法与用量：类风湿关节炎，每日 15mg，症状缓解后，可降为每日 7.5mg。骨关节炎，每日 7.5mg。

注意事项：避免与其他非甾体抗炎药合用，可出现胃肠道出血、溃疡、穿孔等，也可出现白细胞、血小板减少及过敏性哮喘等。

3. 甲芬那酸胶囊

药理作用：为非甾体抗炎镇痛药，具有抗炎、解热、镇痛作用，抗炎作用较强。适用于骨、关节痛及劳损、神经痛、腰椎间盘突出症、头痛、痛经、癌性痛、牙痛等。

用法与用量：首服 0.5g，6 小时 1 次，每次 0.25g，每日 4 次，1 个疗程不超过 7 日。

注意事项：炎症肠炎、活动性消化道溃疡禁用，孕妇、哺乳期妇女不宜使用。

4. 阿司匹林

药理作用：能抑制缓激肽、前列腺素等致痛物质的合成和释放，解热镇痛作用温和而确切，抗炎抗风湿作用较强，并有促尿酸排泄的作用，还有抗血小板凝聚作用。口服易吸收，服用 2h 血浆浓度达高峰，广泛分布于各组织，能透入关节腔、脑脊液、乳汁及胎盘。

用法与用量：解热镇痛，口服 0.3～0.6g，每日 3 次；抗风湿，口服每次 0.5g～1g，每日 2 次。

注意事项：不与碱性药物如氨茶碱、碳酸氢钠、布洛芬等非甾体抗炎药物合用，因其可降低疗效，有出血倾向，可用维生素 K 防治。

5. 尼美舒利颗粒

药理作用：为非甾体类抗炎药，可能主要抑制前列腺素的合成、白细胞介质的释放、多形核白细胞的氧化反应，而达到抗炎、镇痛、解热作用。

用法用量：1 次 0.05～0.1g，每日 2 次，饭后服，适于慢性关节炎症，创伤或手术后疼痛和炎症。

注意事项：消化道溃疡、出血、脑血管出血、心脏搭桥术后凝血障碍、心衰、肝功能损害者禁用。

6. 吲哚美辛

药理作用：为非甾体抗炎解热镇痛药，通过抑制体内前列腺素的合成而产生镇痛、消炎、解热作用，镇痛效应可持续 5～6h，也有抗血小板聚集、防止血栓形成的作用。

用法用量：饭时或饭后服，每次 25mg，每日 2～3 次；若有头痛、眩晕可减量或停药，若未见不良反应，可增至每日 125～250mg。

7. 吡罗昔康

药理作用：抗炎镇痛药，其机制与抑制前列腺素的合成有关，疗效显著，迅速而持久，优于吲哚美辛、布洛芬、萘普生，为较好的长效抗风湿药，特点是服用量小，半衰期长，为 45h，每日服 20mg，24h 有效，长期服用，耐受性好，无蓄积作用，不良反应小。

用法用量：口服，每日 20mg，饭后服，每日总量不超过 40mg。

注意事项：长期服用应注意监测血常规和肝、肾功能，也可引起消化道出血。

8. 布洛芬

药理作用：为具有抗炎、解热、镇痛作用的非甾体抗炎药，消炎、镇痛、解热效果与阿司匹林相近。其消炎作用能使类风湿关节炎、骨关节炎患者的关节肿胀、疼痛、晨起关节强直减轻。对血常规、肾功能无影响。

用法用量：口服 0.2g，每日 3 次，饭时或饭后服用。

注意事项：消化道溃疡及有溃疡史者慎用。

9. 依托度酸

药理作用：为非甾体类抗炎药，作用机制为阻断环氧化酶的活性，在炎症部位选择性地抑制前列腺素的生物合成而具有抗炎、镇痛、解热作用。适于骨关节炎、类风湿关节炎、腰椎间盘突出症。

用法用量：1 次 0.2～0.4g，8 小时 1 次，每日剂量不超过 1.2g。

注意事项：胃肠溃疡、出血，对其他非甾体药过敏者禁用，可出现消化系统、神经系统不良反应。

10. 芬必得

药理作用：具有解热、镇痛、抗炎作用。为布洛芬的缓释胶囊，能使药物在体内逐渐释放，2～3h血药浓度达到峰值，半衰期为4～5h，与布洛芬比较有以下优点：①保持血药浓度平稳，避免普通剂型多次给药造成的血药浓度波动，从而提高疗效，降低不良反应。②持续时间长（12h），晚饭前服1粒，有助于防止夜间疼痛、晨僵的发生。

用法用量：口服，早晚各1粒，若病情需要，可增至每日6粒。

注意事项：活动性消化道溃疡禁用。

11. 萘普生

药理作用：为非甾体消炎镇痛药，抗炎作用强，镇痛作用为阿司匹林的7倍，解热作用为阿司匹林的22倍，为一种高效低毒的消炎、解热、镇痛药。口服后吸收迅速而完全，1次给药后2～4h血浆浓度达高峰，在血浆中99%以上与血浆蛋白结合，半衰期为13～14h，自尿中排除。

用法用量：口服，每次0.25～0.5g，每日2次（早晚各1粒）。

注意事项：消化道溃疡慎用。

12. 萘普生缓释胶囊

药理作用：非甾体消炎镇痛药，有明显抑制前列腺素合成酶的作用，减少前列腺素释放，还能稳定该酶体膜，保护该酶体，从而减少致炎物质的生成，是较好的消炎、解热、镇痛药。

用法用量：口服，成人首次0.5g，以后每次0.25g，每日1～2次。

注意事项：有血小板功能障碍者、凝血机制障碍者、哮喘、心功能不全、高血压、肾功能不全者及胃、十二指肠溃疡者慎用。

13. 苯丙氨酯

药理作用：为中枢性骨骼肌松弛药，具有镇静、抗炎、解热、镇痛作用。

用法用量：口服，每次0.2～0.4g（1～2片），每日3次。

注意事项：肝、肾功能损害者慎用。

14. 骨肽片

药理作用：由健康猪的四肢骨提取物骨肽粉加工而成，能调节骨肽代谢，刺激成骨细胞增殖，促进新骨形成，调节钙磷代谢，增加骨钙沉积，防治骨质疏松，具有抗炎活性，可抑制骨关节炎症的炎性浸润和关节损伤，加速骨关节退化部分和关节损伤部位的骨代谢，促进软骨的修复。

用法用量：口服，每次 1～2 片，每日 3 次，饭后服用，15 天 1 个疗程。

注意事项：不能与氨基酸、碱类药物同用。

15. 非普拉宗

药理作用：为非甾体类消炎镇痛药，消炎、解热、镇痛作用是通过强力抑制 PG（前列腺素）的合成实现的，化学结构中引入了有抗溃疡作用的基戊烯基，使之既保留了消炎、镇痛作用，又减轻了不良反应，避免了同类药物对胃黏膜的不良刺激作用。

用法用量：每日 200mg，分 2～3 次口服，维持量每日 100～200mg。

注意事项：肾功能不全者慎用，肝功能不全、出血性疾病忌用。

16. 双氯芬酸钠肠溶片

药理作用：本品含双氯芬酸钠，为非甾体类化合物，主要机制是抑制前列腺素的合成（前列腺素为致炎症、疼痛、发热的主要原因），具有明显的抗风湿、消炎、镇痛、解热作用，药物进入小肠后，可迅速吸收，服用 0.5g 后，2h 即达到平均峰值血药浓度，本药可进入滑膜，当血浆浓度达峰值后 2～4h 内测得滑液中的浓度最高，药物在滑液中消除半衰期为 2～6h，意味着用药后 4～6h 滑液中活性物质的浓度已经高于血液中的浓度，并能持续 12h。

给药剂量的 60% 以代谢的形式经肾排除，原型药物的排泄不足 1%，其余部分以代谢物的形式通过胆道排泄到肠道，从粪便中清除。

用法用量：每日 100～150mg，分 2～3 次服用，饭前服，轻患者每日 75～100mg，儿童每日 0.5～2mg/kg，分 2～3 次服。

注意事项：胃肠功能紊乱、胃肠道溃疡、溃疡性结肠炎、克罗恩病及肝功能不全者、凝血障碍者、中枢神经系统障碍者慎用。

17. 赖氨酸阿司匹林

药理作用：为阿司匹林和赖氨酸复合盐，能抑制环氧化酶，减少前列腺素的合成，具有解热、镇痛、消炎作用。静脉注射后起效较快，血药浓度高，约为口服的 1.6 倍，并立即代谢为水杨酸，其浓度迅速上升，肌内注射后，有效血药浓度可维持36～120min。

用法用量：肌内注射或静脉注射，以4ml注射用水或0.9%氯化钠注射液溶解后注射，成人每次0.9～1.8g，每日2次；儿童每日10～25mg/kg。分2次给药。

注意事项：年老体弱或体温达40℃以上者严格掌握给药剂量，以免出汗过多引起虚脱。严重肝功能损害者，低凝血酶原血症、维生素K缺乏，血小板减少者禁用，有哮喘及其他过敏史、痛风、心功能不全、高血压、肾功能不全者慎用。

18. 双氯芬酸钾

药理作用：为非甾体类抗炎药，起效较快，主要是通过抑制前列腺素的合成而产生抗炎、解热、镇痛作用，口服后迅速吸收，口服50mg约30min血药浓度达峰值。约60%以代谢物形式从尿中排泄，少于1%以原形药排出，其余从胆汁排除。

用法用量：口服，饭前服用，成人每天100～150mg，分2～3次服用。

注意事项：胃肠道疾病及肝功能损害者慎用，孕妇，有眩晕史及其他中枢神经疾病者慎用。对本药及其他非甾体抗炎药过敏者禁用。

19. 硫酸氨基葡萄糖

药理作用：硫酸氨基葡萄糖是一种天然的、生理状态的氨基单糖，在硫酸根的介导下，相互连接构成硫酸软骨素、硫酸角质素、透明质酸等聚多糖，继而通过中央蛋白的连接组成蛋白多糖聚合体，并与胶原纤维等物质一起构成软骨基质，参与软骨代谢，促进和恢复软骨基质蛋白多糖聚合体的合成，抑制损伤软骨的酶，如胶原酶、磷脂酶A_2、基质金属蛋白酶等，同时还抑制超氧化物自由基，减少对胶原纤维的损害，防止糖皮质激素对软骨细胞的损害，特异性作用于关节软骨，可延缓骨关节疼痛的病理过程和疾病的进程，改善关节活动，缓解疼痛。适用于全身各个部位的骨关节炎，如膝关节、髋关节以及脊柱、腕、手、肩关节和踝关节等。

用法用量：口服，最好在进餐时服用，每次1～2粒，一日3次，连续服用4～12周或根据需要延长，每年重复治疗2～3次。

注意事项：极少数病例有轻微而短暂的胃肠道不适，如恶心和便秘。偶见轻度嗜睡。

20. 酮咯酸

酮咯酸又称痛力克、痛立清、安贺拉、酮咯酸氨基丁三醇。

药理作用：本品为吡咯酸的衍生物，属非甾体抗炎药，抑制 PG 合成，具有镇痛、抗炎，解热作用及抑制血小板聚集作用。镇痛作用近似阿司匹林。口服吸收完全，给药后 24 小时可达稳态血浓度，口服或肌注后镇痛作用持续 6～8 小时。关节腔内药物浓度为血浓度 50% 以上。可通过胎盘。肝代谢产物羟基酮咯酸有抗炎、镇痛作用。以原型由肾脏排泄。用于中、重度疼痛如术后、骨折、扭伤、牙痛及癌性痛等的止痛。

用法：口服：每次 10mg（每片 10mg），1 日 1～4 次；严重疼痛每次 20～30mg，1 日 3～4 次。

注意事项：常见嗜睡、头晕、头痛、思维异常、抑郁、欣快、失眠。剂量过大可产生呼吸困难、苍白、呕吐。注射局部有刺激，偶见皮下出血、青紫等。对阿司匹林过敏者及孕妇禁服。肝肾疾病、心脏病、高血压患者忌服。

21. 塞来昔布

药理作用：塞来昔布是非甾体类抗炎药，塞来昔布胶囊的作用机制是通过抑制环氧化酶 -2 来抑制前列腺素生成。口服单剂量塞来昔布后约 3 小时达最高血药浓度。用于骨关节炎、类风湿关节炎、成人急性疼痛。

用法用量：骨关节炎：200mg，每日一次口服或 100mg 每日两次口服。类风湿关节炎：100～200mg，每日 2 次。

22. 氯唑沙宗片

成分：本药的化学名为 5 - 氯 - 苯异噁唑啉酮 -2。

药理作用：本品为中枢性肌肉松弛剂，主要作用于脊髓和大脑皮质下区域而产生肌肉松弛效果。口服后 1 小时内起效，持续 3～4 小时。

适应证：适用于各种急性、慢性软组织（肌肉、韧带、筋膜）扭伤、挫伤、运动后肌肉酸痛、肌肉劳损所引起的疼痛、由中枢神经病变引起的肌肉痉挛，以及慢性筋膜炎等。

用法用量：饭后服用。成人一次 0.2~0.4g，一日 3 次，症状严重者可酌情加量，儿童遵医嘱。

注意事项：对氯唑沙宗过敏者、肝、肾功能损害者慎用。

四、外用药

（一）熏蒸疗法

熏蒸疗法是以中医基本理论为指导，选用中草药煮沸后产生的药雾进行熏蒸，借药力、热力直接作用于所熏蒸部位，起到祛风除湿、活血化瘀、舒筋活络、散寒止痛、杀菌止痒作用，以达到防治疾病的目的。

1. 熏蒸疗法的作用

（1）药物渗透　药物通过蒸气，直接接触病变皮肤，透过皮肤渗透到机体，局部皮肤温度的升高，会加速药物的吸收。药物直接到达病变部位而发挥作用。

（2）温热作用、祛风散寒　适宜的温度直接作用于病变部位，给人以舒适感，能祛风散寒，解除疲劳，降低皮肤神经末梢的兴奋性，缓解局部肌肉的强直、紧张痉挛。

（3）改善微循环、活血化瘀　局部熏蒸过程中，温度慢慢升高，毛细血管扩张，血液循环加快，促进局部新陈代谢，加速炎症的消退，瘀血肿胀的消散，促进组织的再生。

（4）滋润肌肤，强身健体　使皮肤细润，养颜生肌，补肾壮骨，延年益寿。

（5）发表解肌，疏通腠理，调气和血，适用于风寒湿性疼痛。

2. 熏蒸疗法的适应证

风湿性关节炎、类风湿关节炎、颈椎病、肩周炎、腰椎间盘突出症、强直性脊柱炎、膝关节增生等颈腰痛性疾病；神经衰弱、乏力等亚健康疾病。感冒、咳嗽、气喘等呼吸道疾病，皮肤病等。

3. 使用方法

初次熏蒸，先将温度适当调低，待患者适应后，逐渐调至耐受温度，在熏蒸过程中，密切观察患者情况，了解患者的感受、疼痛缓解情况、有无不适，如有异常，主动关闭治疗仪。每次30min，熏蒸后，卧床休息片刻，用干毛巾将局部擦干。

4. 注意事项

（1）熏蒸期间，睡硬板床，适当补充水分，营养物质，避免腰部受凉。

（2）腰椎结核，马尾肿瘤，严重高血压，心脏病，骨质疏松，高龄者忌用。

5. 熏蒸药物

独活，羌活，川芎，菖蒲，桂枝，川乌，细辛，防风，路路通，鸡血藤等。

（二）中药汁外洗

将中药煎成药汁，外洗患处，所用药物多为祛风散寒、舒筋活络、活血化瘀等作用的中药。

1. 方一

药物：透骨草、延胡索、当归尾、姜黄、花椒、威灵仙、海桐皮、乳香、没药、羌活、白芷、苏木、五加皮、红花、桑枝、土茯苓各10g。

功效：祛风散寒、活血化瘀、舒筋活络、消肿止痛。

主治：腰椎间盘突出症、风寒型颈椎病、瘀血型颈椎病、肩周炎、腰腿疼痛。

用法：将上述药物用纱布包好先用凉水浸泡约60min，加水4000ml煎煮，开锅后文火煎约40min，将药汁冷至约50℃，手拿盛药的纱布蘸洗患处，每次约30min，每日1次。如药液凉，可适当加温，1剂可洗2~3天，以药液不变质发酸为限，对于天冷不方便洗者，可将包稍拧，不使药汁流淌，外敷患处，外加干毛巾保温。如药包凉，可在药液中加温，每次30min，每日1次。

2. 方二

药物：川乌、草乌、苍术、独活、桂枝、细辛、防风、艾叶、花椒、刘寄奴、红花、透骨草、伸筋草各10g。

功效：温经散寒、通络止痛。

主治：腰椎间盘突出症、除血瘀型以外的各型颈椎病、肩周炎，尤其对风寒湿型最为适宜。

用法：同方一。

（三）酊剂外搽

将中药提取，以强渗透剂为载体，制成酊剂外搽患处，直接作用于患处。常用的主要有以下几种。

1. 云南白药酊

药物组成：略。

功效：活血化瘀、消肿止痛。

主治：血瘀型颈椎病、肩周炎、跌打损伤、腰椎间盘突出症、冻疮、风寒湿痹。

用法：选用毛刷蘸取药液直接涂于患处，用湿热毛巾盖于患处，并将热水袋放在湿热毛巾上热敷 20～30min，使局部保持热度，每次 2～5ml，10 日为 1 个疗程。也可搽涂患处后用理疗器械如红外线、神灯等照射，照射期间可搽涂 2～3 次，每次照射 40min。

2. 正红花油

药物组成：白油 10%、白樟油 10%、桂醛 3%、松节油 35%、冬青油 40%。

功效：祛风除湿、活血化瘀、消肿止痛。

主治：颈椎病、肩周炎、腰椎骨质增生、腰椎间盘突出症、跌打损伤、关节炎。

用法：同云南白药酊。

3. 骨友灵擦剂

药物组成：红花、鸡血藤、川乌、威灵仙、防风、蝉蜕、延胡索、何首乌、续断、冰片、陈醋、白酒。

功效：活血化瘀、舒筋活络。

主治：腰椎间盘突出症、颈椎病、肩周炎、腰椎骨质增生、软组织损伤等。

（四）膏药

1. 黑膏药

（1）活血止痛膏

药物组成：辣椒、干姜、生川乌、独活、甘松、樟脑、丁香油等。

功效：祛风除湿、散寒止痛。

主治：腰椎间盘突出症、风寒湿型颈椎病、肩周炎、腰腿痛、跌打损伤。

用法：烘热软化后贴于患处，每贴2～3天。

（2）东方活血膏

药物组成：生川乌、生草乌、红花、乳香、没药、羌活、独活、当归、木鳖子、天麻、雄黄、全蝎。

功效：祛风散寒、活血化瘀、舒筋活络。

主治：颈椎病、肩周炎、腰椎间盘突出症等。

用法：用少许白酒或乙醇搓擦患处至局部有微热感，将膏药加温软化后贴于患处，每贴7天。

（3）镇江膏药

药物组成：冰片、土鳖虫、肉桂、薄荷脑、乌梢蛇、生川乌、蜈蚣、羌活、天南星、独活、红花等。

功效：祛风止痛、化瘀祛痰、消散顺气。

主治：腰椎间盘突出症、颈椎病、肩周炎、跌打损伤、半身不遂。

用法：烘热软化后贴于患处。

2. 橡皮膏

（1）伤湿祛痛膏

药物组成：川乌、草乌、干姜、麻黄、白芷、苍术、山奈、当归、小茴香、薄荷脑、冰片、樟脑、冬青油。

功效：温经散寒、通络止痛。

主治：腰椎间盘突出症、颈椎病、肩周炎、关节疼痛、跌打损伤。

用法：视患处部位大小，选用一张或数张，贴于患处。

（2）祛风活络膏

药物组成：生川乌、生草乌、辣椒、干姜、川芎等。

功效：祛风除湿散寒、舒筋活血止痛。

主治：颈椎病、肩周炎、腰椎骨质增生、腰椎间盘突出症、风湿性关节炎、类风湿关节炎、跌打损伤。

用法：外贴患处。

（3）筋骨宁膏

药物组成：骨碎补、生天南星、续断、红花、土鳖虫、桃仁、乳香、没药、当归、蒲公英、羌活、透骨草、五加皮、樟脑、冰片、桉叶油等。

功效：活血化瘀、通络止痛。

主治：腰椎间盘突出症、颈椎病、肩周炎、跌打损伤、风湿痹痛、闪腰岔气。

用法：视病处大小、贴于患处。

（4）止痛透骨膏

药物组成：急性子、白芷、藤黄、威灵仙、川芎、蜂蜜。

功效：祛风散寒、活血化瘀、通络止痛。

主治：膝、腰部骨性关节痛、腰椎间盘突出症属瘀血、风寒阻络者。

用法：将患部皮肤洗净拭干，揭去塑料薄膜，贴于患处，腰部贴时取坐位，每次3~5贴，膝部屈膝90°，每次2~4贴。

注意事项：孕妇忌用，皮肤破损者禁用。

（5）麝香壮骨膏

药物组成：麝香、大茴香、山奈、生川乌、生草乌、麻黄、白芷、苍术、当归、干姜、薄荷脑。

主治：风湿病、腰痛、神经痛、肌肉酸痛、扭伤、挫伤。

用法：撕去覆盖的薄膜，贴于洗净拭干的患处。

注意事项：皮肤破损或感染者禁用。有皮肤病慎用，偶见过敏症状，出现皮肤发痒、发红、紫斑等。

（6）通立康

功效：由磁块与中药粉组成，将磁场疗法与中医内病外治法相结合。磁疗有消炎镇痛改善微循环之作用；中药有活血化瘀、祛风散寒、疏经通络、消肿止痛之功效。

临床运用：适用于颈椎病、肩周炎、增生性骨关节病、软组织损伤、椎间盘脱出症、类风湿关节炎。

用法用量：外贴患处。

（7）通络祛痛膏

药物组成：当归、川芎、红花、山柰、花椒、胡椒、丁香、肉桂、荜茇、干姜、大黄、樟脑、冰片、薄荷脑。辅料为：橡胶、松香、氧化锌、羊毛脂、凡士林、液体石蜡、二甲基亚砜。

功效：活血通络，散寒除湿，消肿止痛。

临床运用：用于颈椎病、肩周炎、腰部、膝部骨性关节炎属瘀血停滞、寒湿阻络证，症见：关节刺痛或钝痛、关节僵硬、屈伸不利、畏寒肢冷。

用法用量：外贴患处，每次 1～2 贴，一日 1 次。

注意事项：①贴敷处偶见皮肤瘙痒、潮红、皮疹。皮肤破损处忌用。②孕妇慎用。③每次贴敷不宜超过 12 小时，防止贴敷处发生过敏。

（五）热敷药

1. 关节炎热熨剂

药物组成：生川乌、独活、松节、姜黄、细辛、苍术、白芥子、川芎、红花、乳香、艾叶、樟脑、薄荷、桉叶油、铁粉等。

功效：祛风散寒、温经通络。

主治：腰椎间盘突出症、风寒湿型颈椎病、肩周炎、胃寒痛、妇人小腹冷痛。

用法用量：使用时，撕去外层塑料袋，揉搓 1～2min，使之发热，敷于患处，可持续 24h，温度过高可垫毛巾。

2. 坎离沙

药物组成：防风、透骨草、当归、川芎、铁屑、米醋。

功效：祛风散寒、温经通络、活血止痛。

主治：颈椎病、肩周炎、腰椎间盘突出症、寒性腿痛、关节痛等。

用法：将药粉和铁屑倒入碗内，混匀，每 250g 加米醋 15g，立即拌匀，装入布袋，用棉垫盖严，发热后敷于患处，药凉后取下，再用时仍可拌醋 15g。如前法，反复数次，直到不产热为止。每日 1～2 次，也有袋装去塑料纸后即自动发热，敷于患处，维持 24h，不热可再换药。

3. 复方热敷散

药物组成：川芎、红花、陈皮、柴胡、乌药、独活、干姜、艾叶、侧柏叶、铁粉等。

功效：祛风散寒、温经通络、活血化瘀、通络止痛。

主治：腰椎间盘突出症、颈椎病、肩周炎、腰肌劳损、胃寒腹痛、妇人痛经等。

用法：拆去外包装，将内袋物搓揉均匀，发热后敷在患处。

4. 热敷袋

药物组成：铁屑、木屑、活性炭、氯化钠、蛭石等。

功效：温经散寒、通络止痛。

主治：颈椎病、肩周炎、腰椎间盘突出症、关节痛等。

用法：去掉外袋，轻揉内袋，即可发热，敷于患处约24h。

5. 热敷贴

药物组成：铁粉、碳粉、食盐、磁体等。

功效：温经散寒、舒筋活血、消肿止痛。

主治：腰椎间盘突出症、颈椎病、肩周炎、关节痛等。

用法：揭开背面离型纸，贴于患处6～10h。

（六）外用西药

1. 吲哚美辛（消炎痛）栓

口服吲哚美辛由于对胃肠道刺激等不良反应，使许多患者不能持续服用，从而影响了镇痛效果，吲哚美辛栓通过直肠给药，可有效地避免对胃肠道的不良反应。

药理作用：为前列腺素合成抑制药，具有抗炎、镇痛作用，外用时其有效成分可穿透黏膜、皮肤到达炎症区域，缓解急、慢性炎症反应，对外伤、风湿病引起的炎症，可使肿胀减轻，疼痛缓解。

适应证：腰椎间盘突出症、颈椎病、肩周炎、肌肉痛、关节痛等。

用法用量：直肠给药，每次1粒，若持续高热或疼痛，可间隔4～6h用药1次，24h内不超过4粒。

注意事项：对解热镇痛药过敏者禁用；皮肤损伤或感染性伤口禁用；肝肾功能不全者慎用。

2. 扶他林软膏

药理作用：属外用非甾体类抗炎药，为双氯芬酸二乙胺盐，具有镇痛、抗炎作用，作用机制主要是抑制前列腺素的合成。

适应证：用于缓解局部疼痛及炎症，如腰椎间盘突出症，颈部疼痛，肩周炎，局限性软组织风湿病，肌腱、韧带、肌肉、关节的创伤性炎症。

用法用量：每用2～4g，涂于患处，并轻轻按揉，每日3～4次，亦可同时给予理疗。

注意事项：对双氯芬酸、阿司匹林和其他非甾体抗炎药过敏者禁用，只用于完整的皮肤表面，忌用于破损皮肤或开放性创伤口，勿与眼睛及黏膜接触。

第五章　针刺疗法

针刺治疗腰椎间盘突出症，是较为传统又十分常用的治疗方法，患者乐于接受。针刺的治疗作用如下：

（1）祛风除湿、散寒止痛　风寒湿邪侵袭为腰椎间盘突出症产生的重要原因，针刺有关腧穴，调节腠理肌肤，使风邪得出、寒邪得散、湿邪得除、外邪得祛、经脉痹阻得除，经脉畅通而疼痛消除。

（2）活血化瘀、改善微循环　针刺有关腧穴能理气活血，局部血液循环加速，循环障碍消除，微循环得以改善。

（3）调节经气、舒筋活络　针刺腧穴，使局部经气郁滞、郁结通过刺激调节亦随之消散，经络痹阻亦随之消除，从而达到舒筋活络，畅通经脉作用。

（4）调节脏腑　腰椎间盘突出症多涉及肝、脾、肾等脏腑，选择相应的穴位，通过针刺的调节，能起到健脾和胃、滋补肝肾、益气养血、祛湿利水、理气活血、强腰健膝等作用，使脏腑的功能恢复正常。

一、灵枢九针疗法

灵枢九针疗法来源于《黄帝内经》，回望历史，纵横百万里，泱泱数千年，九针济世，功不可没。然始自夏"砭石"，商"铜针"，《灵枢》、《素问》、《针灸甲乙经》、《类经图翼》、《针灸大成》、《医宗金鉴》……历代医家虽不乏论及九针之术，绘成九针式图，终因记载不详，未能悉数继承。尤自明清后，医家多轻针重药，加之现代医学的传入，中医被列入非主流医学，古之九针只有毫针尚留用武之地，其他几近失传，以至成"毫针独揽"局面。但是现代的针刀、水针刀、刃针、针灸刀、银质针、长圆针、刃针的发明都为软组织疼痛等症的治疗起到了很好的作用，但是这些针具几乎都可以在灵枢九针里找到影子和依据，通过对《黄帝内经》的学习，复制出灵枢九针并临床应用，取得了更为理想的效果，尤其是用于治疗腰椎间盘突出症，《灵枢·九针十二原》曰："善用针者，取其疾也，犹拔刺也，犹雪污也，犹解结也，犹决闭也。疾虽久，犹可毕也。言不可治者，未得其术也"，"刺之要，气至而有效，效之信，若风之吹云，明乎若见苍天"。可见针具对治疗的重要性，故灵枢九针治疗技术是值得我们临床医生进一步发掘继承、研究发展的。

（一）镵针

1. 概念

《灵枢·九针论第七十八》"一者，天也。天者，阳也。五藏之应天者肺，肺者，五藏六府之盖也，皮者，肺之合也，人之阳也。故为之治针，必以大其头而锐其末，令无得深入而阳气出。"《灵枢·九针十二原第一》："一曰镵针，长一寸六分。"镵针较短，刺入较浅，治疗中皮即可，损伤较小，是临床上最常用的针具之一，尤其是病位较浅者。《素问·阴阳应象大论第五》云："故邪风之至，疾如风雨，故善治者治皮毛，其次治肌肤，其次治筋脉，其次治六府，其次治五藏。"对于病位较深者，通过镵针较浅的治疗和经络的调节，也可取得较好的疗效（图5-1）。为治疗腰椎间盘突出症最常用方法之一。

图 5-1 镵针

2. 作用

主泻阳气、疏通经气。《灵枢·九针十二原第一》："镵针者，头大末锐，去泻阳气。"

3. 主治

病位在皮肤、皮肤病及软组织损伤疼痛。《灵枢·九针论第七十八》："一曰镵针者，取法于巾针，去末寸半，卒锐之，长一寸六分，主热在头身也。"

4. 刺法

《素问·针解篇第五十四》:"一针皮。"《灵枢·官针第七》:"病在皮肤无常处者,取以镵针于病所,肤白勿取",意思是镵针是皮肤浅刺,扎皮肤上反应点、异常之处,如果正常的皮肤,就不要扎,浅浅的轻轻挑刺一下,有时都可以挑出像棉线一样的丝来,民间的挑羊毛疗即属此列。

(1)毛刺:《灵枢·官针第七》:"毛刺者,刺浮痹皮肤也。"《说文解字》:毛,眉发之属及兽毛也。象形。凡毛之属皆从毛。就是针对病变在皮肤的刺法。

(2)半刺:《说文解字》:半,物中分也。半刺是浅刺,进行到一半即停止,过皮则太深,但发针要快,不损伤肌肉,好像拔去毫毛一样,可以疏泄皮气,用于治疗皮部的病变,肺外合皮毛,半刺与肺相应。《灵枢·官针第七》:"半刺者,浅内而疾发针,无针伤肉,如拔毛状,以取皮气,此肺之应也。"

5. 运用

(1)挑刺疗法 挑刺疗法是在穴位或病变部位,镵针挑破皮下白色纤维组织,以治疗疾病的一种方法。挑刺法是治疗腰椎间盘突出症的传统治疗方法。

取穴:

①腰部夹脊穴:$L_1 \sim S_1$椎体棘突旁开0.5寸处,以$L_{4,5}$为主。

②压痛点:夹脊穴外侧的明显压痛点,臀部、下肢明显压痛点。

③按神经节段分布、腰神经分布区选挑刺点。

④反应点:选结节样、条索样反应物。

⑤皮肤颜色改变:局部皮肤颜色改变者,如白色、褐色、红色、党参花样异点等。

操作:治疗部位用碘酒、乙醇常规消毒,畏针者,可用局麻药在治疗点注一直径1cm的皮丘,左手固定治疗点,右手持针,将针横行刺入穴点的皮肤,纵行挑破2~3mm,然后将针深入表皮下挑,挑断皮下白色纤维物数根,挑尽为止,也可用手术刀在皮丘上切一小口,再将挑针刺入,挑出皮下的纤维样物,用刀割断。无菌纱布覆盖,胶布固定,每周1次。治疗点较多时，可选最明显的压痛点3～5个进行治疗，也可分组交替选穴。

（2）八卦挑针法　八卦挑针法是魏秀婷老师在民间挑针疗法的基础上发展起来的。

挑刺部位：

①头部　以百会穴为中心，向前到前发际，向后到后发际，左右到耳尖，斜线前到双头维，后到双风池，呈米字型挑治。也可沿头皮神庭到风府、头维到风池、耳前到耳后前后五条线挑治，节凑点为九（图5－2）。

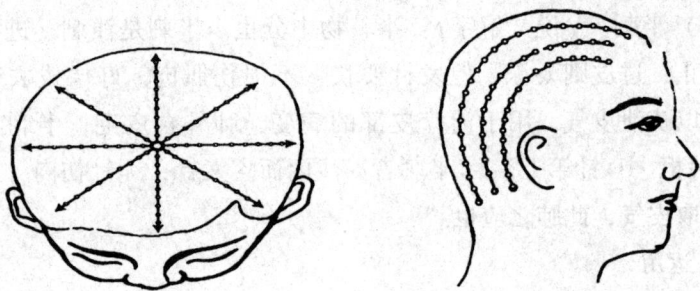

图5－2　头部挑治

②后背　从颈部开始沿督脉挑治至尾闾（长强），督脉旁开0.5cm各1条，节凑点均为九，督脉旁开1cm各1条，共5条线，也可再向外挑1条线，7条线，节凑点为八（图5－3）。以督脉为中心向左右挑横线至腋前线，一侧4条、6条或8条，节凑点为二。

③腹部　从天突开始沿任脉挑治至下腹部曲骨，节凑点均为六。腹部任脉旁两侧足少阴肾经、足阳明大肠经、足太阴脾经，共7条线，节凑点均为六（图5－4）。

④脏腑体表　挑治肺脏节凑点为二，挑治心脏节凑点为三，挑治肝脏节凑点为四，挑治肾脏节凑点为六，挑治胃腑节凑点为七，挑治皮脏节凑点为八（图5－5）。

十二经根据临床症状，确定病变部位，辨证归经，选取病变经脉，可是一条，也可是多条，一般除面部、手心、脚心不挑治外，整条经脉都可挑治。

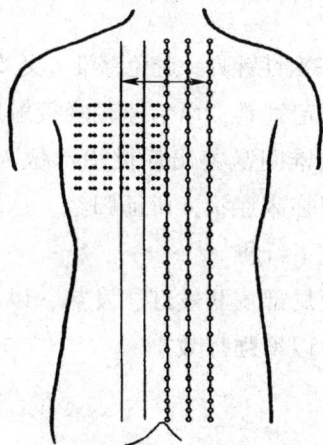

图 5-3 背部挑治

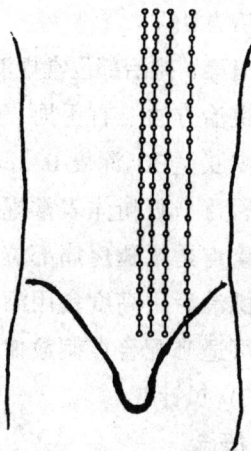

图 5-4 腹部挑治

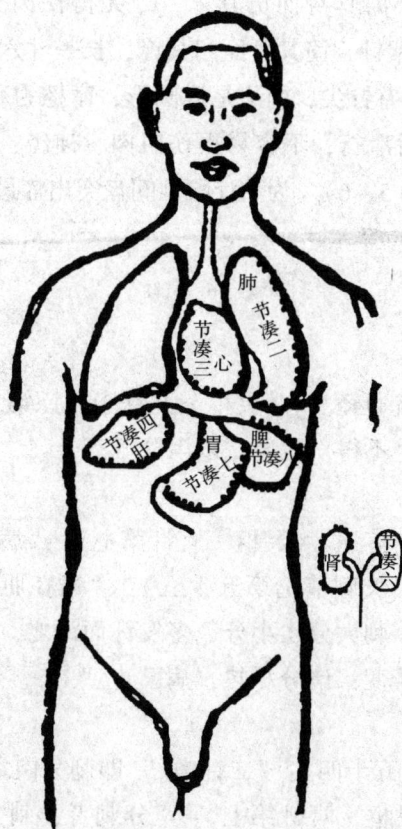

图 5-5 五脏挑治

挑治方法

①消毒　挑治部位常规消毒，使用一次性针具，避免感染、交叉感染。

②挑治方法　右手拇、食、中指固定针具，以匀速轻轻接触皮肤向前、与皮肤呈30°深度0.3cm挑治，腰椎间盘突出症挑治部位为头部、前胸、后背、脏腑体表常规挑治，根据临床症状，辨证归经，选取病变足经，重点是腰腿疼痛部位，不挑断皮下纤维。

③挑治后用高度食用酒精摩擦，使局部皮肤发红、发热，以增强疗效。也可适当配合点刺放血、火针等，以增强疗效。

（二）员针

1. 概念

《灵枢·九针论第七十八》："二者，地也。人之所以应土者，肉也。故为之治针，必筒其身而员其末，令无得伤肉分，伤则气得竭"。"二曰员针，取法于絮针，筒其身而卵其锋，长一寸六分，主治分间气。"员针针尖如卵形，没有针尖，前边是椭圆形，摩擦力和阻力相对比较小，很方便在分肉间前后滑行，不容易损伤肌肉、神经、血管等组织，是刺分肉之间的针具（图5-6）。为治疗腰椎间盘突出症最常用方法之一。

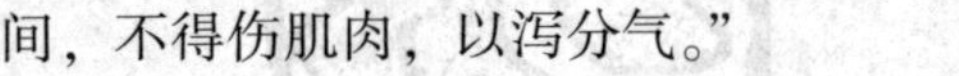

图5-6　员针

2. 作用

泻分肉间气、疏通经气。《灵枢·九针十二原第一》："员针者，针如卵形，揩摩分间，不得伤肌肉，以泻分气。"

3. 主治

病在分肉、筋肉疼痛。《灵枢·官针第七》："病在分肉间，取以员针于病所。"《素问·长刺节论第五十五》："病在肌肤，肌肤尽痛，名曰肌痹，伤于寒湿。刺大分、小分，多发针而深之，以热为故；无伤筋骨，伤筋骨，痈发若变；诸分尽热，病已止。"

4. 刺法

《素问·针解第五十四》："二针肉。"即刺分肉之间。

（1）分刺：《灵枢·官针第七》："分刺者，刺分肉之间也。"《说文解字》：分，别也。从八从刀，刀以分别物也。分刺，就是针刺肌肉和肌肉筋膜之间凹陷间隙处。选取腰腿疼痛部位，部位较多者，可分组进行，常规消毒，锋针开皮后，员针刺入，可直刺，也可斜刺，部位较小，可刺一个方向，病位较大，也可刺多个方向，将肌肉、筋膜间的紧张、粘连松解疏通分开，各部位依次进行，敷料覆盖。

(2) 浮刺：《灵枢·官针第七》："傍入而浮之，以治肌急而寒者也。"《说文解字》：浮，汜也。从水孚声。浮刺就是针刺后不深入，浮于肌表，用员针在浅筋膜或者筋膜之间平行透刺的一种针法，《灵枢·刺节真邪》指出："一经上实下虚而不通者，此必有横络盛加于大经，令之不通。"经筋中无孔，不通行气血，所以，它本与气血运行无直接关。但是，经脉伏行于分肉之间，分肉（经筋）的损伤自然要间接影响经脉的畅通，阻碍气血的运行，从而导致临床症状。这种因横络卡压而导致的气血不通，自然也会引起疼痛，而且常是顽固性疼痛。此时因组织肿胀疼痛，按压会进一步加重疼痛，所以按压检查可以发现和验证疼痛疾病的所在位置。显然，解除此横络的卡压是解决经脉不通、治疗经筋病乃至经络脏腑疾病的前提和关键。解除经筋粘连而形成的横络，松解强加于经脉上的结络、条瑣压迫，这就是"此所谓解结也"《灵枢·刺节真邪》的"解结"法。选取腰部、臀部、大腿、小腿等病变部位的一端为治疗点，病变可为疼痛，也可为麻木，常规消毒，锋针开皮，员针刺过皮后往病变部位顺浅筋膜浅刺，可遇到间断的、不同程度的阻挡感，阻挡感越轻、阻挡点越少，病变越轻，阻挡感越重、阻挡点越多甚至成串成片，则病变越重，一并疏通，病变较窄，可疏通一个方向，病位范围较大者，可将针尖退至皮下，呈扇形多角度刺多个方向，病变部位较小，疏通较短，部位较大，疏通较深，将浅筋膜紧张、粘连充分疏通，各部位依次进行，敷料覆盖。

现代的浮针即属此列，刺入深浅虽然相同，但手法、作用机理不同，以下单列介绍。

分刺与浮刺法就是松解横络以达到通则不痛的目的。

(三) 锃针

1. 概念

《灵枢·九针论第七十八》："三者，人也。人之所以成生者，血脉也。故为之治针，必大其身而员其末，令可以按脉勿陷，以致其气，令邪气独出。"《灵枢·九针十二原第一》："三曰锟针，长三寸半。"锟针不刺入机体，作为点按穴位用，作为治疗腰椎间盘突出症的辅助疗法（图 5 - 7）。

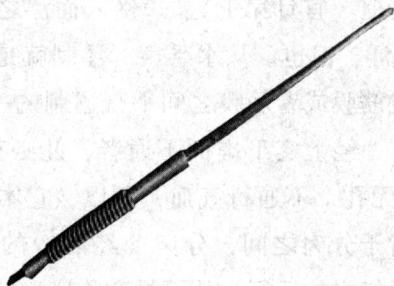

图 5 - 7　锟　针

2. 作用

祛除邪气、疏通经络、补益气血。《灵枢·九针论第七十八》："三曰锟针，取法于黍粟之锐，长三寸半，主按脉取气，令邪气出。"《灵枢·九针十二原第一》："锟针者，锋如黍粟之锐，主按脉勿陷，以致其气。"

3. 主治

病在血脉、各种寒证及虚证。《灵枢·官针第七》："病在脉，气少，当补之者，取以锟针于井荥分俞。"

4. 刺法

点按穴位，不致刺入皮肤，《灵枢·针解第五十四》："三针脉。"将锟针按压在经脉及穴位表面，不刺入皮肤，以得气为度。亦可病人自己使用。锟针取穴可根据辨证、循经，或"以痛为俞"的原则取穴，单独或结合运用。

锟针治疗腰椎间盘突出症按压的轻重程度可分为强弱二类：

弱刺激：将针轻轻压在经脉穴位上，待局部皮肤周围发生红晕或症状缓解时，缓慢起针，起针后局部稍加揉按。

强刺激：将针重压在经脉及穴位上，动作宜快，待病人感觉疼痛或酸胀感向上下扩散时，迅速起针。

（四）锋针

1. 概念

《灵枢·九针论第七十八》："四者，时也。时者，四时八风之客于经络之中，为痼病者也。故为之治针，必筒其身而锋其末，令可以泻热出血，而痼病竭。"《灵枢·九针十二原第一》："四曰锋针，长一寸六分……锋针者，刃三隅以发痼疾。"《灵枢·九针论第七十八》："四曰锋针，取法于絮针，筒其身，锋其末，长一寸六分，主痈热出血……四时八风之客于经络之中，为痼病者也。故为之治针，必筒其身而锋其末，令可以泻热出血，而痼病竭。"锋针即现在的三棱针。为治疗腰椎间盘突出症最常用方法之一（图5-8）。

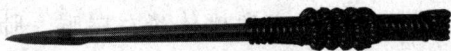

图5-8　锋针

2. 刺法

（1）络刺：《说文解字》：络，絮也。一曰麻未沤也。为络脉较重瘀血状。《灵枢·官针第七》："络刺者，刺小络之血脉也。"络刺就是刺皮下浅部的小静脉以出瘀血，以疏通络脉痹阻。又称刺络放血法、刺血疗法，是用锋利的针刺入络脉，使之溢出一定量的血液，血液色变而止，从而达到治疗疾病目的一种独特外治法。《灵枢·经脉第十》："故诸刺络脉者，必刺其结上，其血者虽无结，急取之，以泻其邪而出其血，留之发为痹也。"适于瘀血痹阻者。

刺络放血法的治疗作用：

①活血化瘀、改善微循环　刺络放血法使瘀血随之外排而去，瘀血得去，新血得以布达，血运加快，起到了活血化瘀、改善局部微循环的作用。

②通络止痛　刺络放血法可排除经络中瘀滞的病邪，使经络通畅，疼痛消除。

③祛风逐痹、强化筋骨　刺络放血法可使风寒湿邪随瘀血外出，局部血运丰富，筋骨得以滋润濡养而起到祛风逐痹、强壮筋骨的作用。

④清热解毒、消肿祛腐　刺络放血法使热毒瘀血随瘀血而外排，为热毒腐脓提供了较好的外出通道，局部蓄积瘀血随之排出，起到了清热

泻火、解毒消肿、祛腐排脓、祛瘀生新的作用。

⑤调节脏腑的功能 脏腑功能活动失常，气化失职，气机失调，经脉气血运行紊乱，脏腑功能活动减退，刺络放血法并配以放血特定穴位，一方面使经脉郁滞紊乱得除，气机升常有序，另一方面对穴区的刺激，利于脏腑功能的调整，使脏腑功能趋于正常而起到镇静安神、止咳平喘、健脾和胃、疏利肝胆、补肾壮阳、调经止血、利水消肿等作用。

刺络放血法的适应证：

①传染性疾病：流感、流行性腮腺炎、结核病、病毒性肝炎、病毒性胃肠炎等。

②细菌感染性疾病：咽炎、扁桃体炎、白喉、肺炎、丹毒、败血症等。

③结缔组织病：风湿性关节炎、类风湿关节炎、皮肌炎、干燥综合征、筋膜炎、红斑狼疮。

④运动系统病：颈椎病、肩周炎、腱鞘炎、腰肌扭伤、腰椎间盘突出、椎管狭窄、股骨头坏死、强直性脊柱炎等部位肌肉、骨关节病。

⑤神经系统疾病：面神经炎、面肌痉挛、三叉神经痛、坐骨神经痛、臂丛神经痛、桡尺神经麻痹、腓总神经损伤、末梢神经炎、多发性神经炎、脊髓炎等。

⑥此外还有呼吸系统、循环系统、消化系统、泌尿系统、内分泌系统等病变。

刺络放血的操作：

①选穴：一是选穴，同毫针针刺法而辨证选穴；二是观察腰、患肢大小静脉有否屈张、怒张，静脉显现处即为放血处；三是寻找病变压痛点，压痛明显处即为放血点；四是对于足背、足趾麻木者，可足趾尖或足部井穴放血。

②操作：局部常规消毒后，用三棱针点刺出血，对于腧穴、压痛点，点刺出血后用手挤压，使瘀血尽出，也可加拔火罐，以使瘀血尽量外排。对于下肢显现静脉，用压脉带上部结扎，然后放血，尽量使血外排。每次放血选3～5个地方。放血量可达数毫升、数十毫升，甚则

100~200毫升，每天一次。

注意事项：

①有凝血机制障碍者禁用。

②掌握好出血量，体壮可多出血，体弱、贫血者少出血，总量一般不超过200ml。

③孕妇、产后、月经期慎用。

④刺血后避免患处接触冷水。

（2）赞刺：《说文解字》：赞，见也。从贝从兟。兟，音诜，进也。就是多针、浅刺，不留针达到出血泻热的目的，适于病位在肌肉的痈肿、各种化脓性炎症，为了加强效果，也可加拔火罐，以使瘀血尽量外排，热毒随之外出，《灵枢·官针第七》："赞刺者，直入直出，数发针而浅之出血，是谓治痈肿也。"也可作为局部瘀血，血液循环较差的治疗。

（3）开皮：只刺过皮肤，作为员针、圆利针等刺入的通道，便于其穿过皮肤操作，腰椎间盘突出症的治疗较多运用。

（五）铍针

1. 概念

《灵枢·九针论第七十八》："五者，音也。音者，冬夏之分，分于子午，阴与阳别，寒与热争，两气相搏，合为痈脓者也。故为之治针，必令其末如剑锋，可以取大脓。""五曰铍针，取法于剑锋，广二分半，长四寸，主大痈脓，两热争者也。"现今只有师氏铍针应用较多（图5-9）。

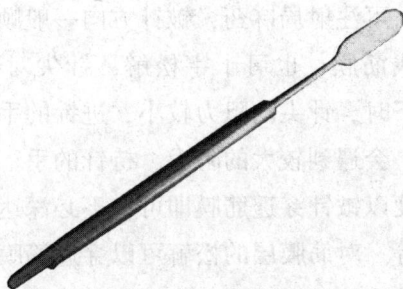

图5-9 铍 针

2. 作用

泻热祛邪、松解筋膜。

3. 主治

痈脓、筋膜紧张挛缩粘连。《灵枢·官针第七》:"病为大脓者,取以铍针。"

4. 刺法

(1) 大泻刺 《灵枢·官针第七》:"大泻刺者,刺大脓以铍针也。"就是针对热壅血瘀而致大脓的治法。治疗时,常规消毒,局麻后快速进针,刺破排脓,使热毒外出,相当于外科的切开排脓,随着经济的发展,卫生条件的改善,痈脓已很少见到,即使有也多被外科其他方法代替,很少见到用铍针治大脓者。

(2) 松解筋膜 为近年来铍针的新用途,具有松解粘连、舒筋活络、活血化瘀、通经止痛的作用,通过铍针对皮下组织、筋膜和肌肉的切割,使筋膜腔内压力减低,筋膜表面张力降低,紧张、挛缩解除、松解粘连,从而消除神经所受的刺激、牵拉和压迫,缓解疼痛、麻木等。常用于治疗筋膜、肌肉的紧张、挛缩、粘连引起的颈肩腰腿痛,腰椎间盘突出症的治疗为:

定位:患者俯卧位,触诊寻找压痛点,寻找腰臀腿部压痛点或摸到条索状硬结,常见压痛点在患侧腰椎棘突旁、髂后上棘、臀中肌、大腿后侧、外侧、小腿后侧、外侧等处,每次选3~5个点,点较多时,可分组治疗,做好标记。

消毒:局部常规消毒。

进针:畏针者,可注射局麻药,铍针方向一般顺着肌肉、神经走行方向,如果只松解浅筋膜,也可十字松解,针尖对准治疗点,快速进针,当铍针穿过皮下时,针尖的阻力较小,进针的手下有种空虚感,当针尖刺到深筋膜时,会遇到较大的阻力,持针的手下会有种抵抗感。

松解:松解深度以铍针穿透筋膜即可,不必深达肌层,这样可以避免损伤过大、出血等。对筋膜层的松解可以穿过筋膜即可,对于筋膜紧张、挛缩、变硬、粘连较重者,也可将针退出筋膜至皮下,稍微改变进针角度,再穿过筋膜层,可如此重复3~5次,使筋膜得到充分松解。

出针：完成松解以后，用持针的棉球或纱布块压住进针点，迅速将针拔出，按压进针点 1~2 分钟，敷料覆盖。

注意事项：

①局部皮肤破损及软组织存在炎症反应者禁用。

②有出血倾向者禁用。

③患有严重心脑血管疾病或脏器衰竭不能耐受刺激者慎用。

④在治疗过程中应严格掌握无菌操作。

⑤在治疗时如果出现皮下出血的情况，及时压迫止血。

（六）员利针

1. 概念

《灵枢·九针论第七十八》："六者，律也。律者，调阴阳四时而合十二经脉，虚邪客于经络而为暴痹者也。故为之治针，必令尖如氂，且员其锐，中身微大，以取暴气。""六曰员利针，取法于氂针，针微大其末，反小其身，令可深内也，长一寸六分，主取痈者也。"《刺灸心法要诀》有云："员利针形尖如氂，主治虚邪客于经，暴痹走注历节病，刺之经络实时痛。"《素问·长刺节论》："病在筋，筋挛节痛，不可以行，名曰筋痹。刺筋上为故，刺分肉间，不可中骨也；病起筋炅，病已止。"氂，犛牛尾也。员利针针尖如牛尾，多用于筋肉痹痛，为治疗腰椎间盘突出症最常用方法之一（图 5-10）。

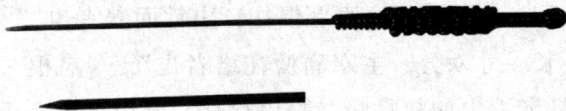

图 5-10 员利针

2. 作用

祛邪、舒筋通络。

3. 主治

暴痹，筋肉痛。《灵枢·官针第七》："病痹气暴发者，取以员利针。"

4. 刺法

员利针是近年来运用较多的九针之一，刺法也较多，多用于筋肉痹痛，其刺法有：

（1）关刺：《说文解字》：关，以木横持门户也。《灵枢·官针第七》："三曰关刺，关刺者，直刺左右尽筋上，以取筋痹，慎无出血，此肝之应也；或曰渊刺；一曰岂刺。"就是直刺肢体关节的筋上治疗，但应当注意针刺时不能出血，肝在体为筋，这是适合于肝脏的刺法。

（2）恢刺：《灵枢·官针第七》："三曰恢刺，恢刺者，直刺傍之，举之前后，恢筋急，以治筋痹也。"《说文解字》：恢，大也。从心，灰声，就是直刺筋脉的旁边，向前向后做抬举的针法，可以治筋痹。

（3）合谷刺：《灵枢·官针第七》："合谷刺者，左右鸡足，针于分肉之间，以取肌痹，此脾之应也。"合谷刺就是将针深刺到分肉之间，提至皮下左右各斜刺一针，三针就像鸡足的样子，以治疗肌痹。脾在体为肌肉，合谷刺与脾相应。

腰椎间盘突出症的治疗，局部常规消毒后，在病变椎间盘下位椎体旁2cm处合谷刺至骨膜，再旁开3.5cm、4cm各刺一针至骨膜，在上位椎体旁上下左右针刺4针，然后再上行1个椎体旁上下左右针刺4针，局部针孔按压。

（七）毫针

1. 概念

《灵枢·九针论第七十八》："七者，星也。星者，人之七窍，邪之所客于经，舍于络，而为痛痹者也，故为之治针，令尖如蚊虻喙，静以徐往，微以久留，正气因之，真邪俱往，出针而养者也。""七曰毫针，取法于毫毛，长一寸六分，主寒痛痹在络者也"。《灵枢·九针十二原第一》："毫针者，尖如蚊虻喙，静以徐往，微以久留，正气因之，真邪俱往，出针而养，以取痛痹。"《刺灸心法要诀》："毫针主治虚痹缠，养正除邪在徐缓，寒热痛痹浮浅疾，静入徐出邪正安。毫针者，因取法于毫毛，故名之也。主刺邪客经络，而为痛痹邪气轻浅者也。凡正气不足之人，用此针刺之，静以徐往，渐散其邪，微以久留，缓养正气，则寒邪痛痹浮浅之在络者，皆可平也。"

毫针即我们所说的针灸针，是九针中最常用者（图5-11）。

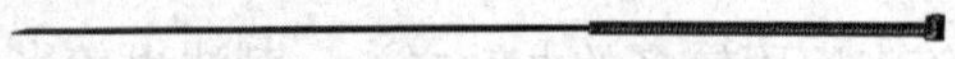

图5-11　毫针

2. 作用

温经散寒、疏通经络、调节脏腑。

3. 主治

痛痹、脏腑经络病变。《灵枢·官针第七》："病痹气痛而不去者，取以毫针。"

4. 刺法

毫针为针灸的主体及代表，针刺方法较多，主要有：

（1）输刺：《灵枢·官针第七》："俞刺者，刺诸经荥输藏腧也。"就是针刺腧穴，对脏腑经络病变的刺法。

（2）远道刺：《灵枢·官针第七》："远道刺者，病在上，取之下，刺府腧也。"针刺腧穴治疗脏腑经络病变，病位在上，取之下，病位在下，取之上，远距离取穴。

（3）经刺：《灵枢·官针第七》："经刺者，刺大经之结络经分也。"针刺络穴，治疗十五大络的病变。

（4）齐刺：《说文解字》：齐，禾麦吐穗上平也。就是对病变直刺一针，再对病变上下或左右刺两针，三针平齐，用于痹气小较深的病变，病位在经筋。又称三针法，《灵枢·官针第七》："齐刺者，直入一，傍入二，以治寒气小深者；或曰三刺，三刺者，治痹气小深者也。"

（5）扬刺：《说文解字》：扬，飞举也。就是针刺病浅在表，寒气在表皮，面积较大的病症，直刺一针，旁刺四针，针刺较浅。《灵枢·官针第七》："扬刺者，正内一，傍内四，而浮之，以治寒气之搏大者也。"

毫针的刺法近代研究很多包括很复杂的烧山火、透天凉的刺法。

5. 运用

毫针治疗腰椎间盘突出症，是针灸治疗最常用的方法，为现代针灸治疗的主体。能消除患处无菌性炎症和水肿，使突出部位因消肿而变小，可减轻对神经根的压迫刺激和炎性刺激，从而消除临床症状。

毫针针刺治疗选穴原则较多，综合起来有辨证循经取穴法、辨证取穴法、远近取穴法、经验取穴法等。

（1）循经取穴法　根据腰椎间盘突出症疼痛部位、活动受限方向、压痛点位置及四诊合参，进行辨证分经，循经取穴，又分本经取穴法和异经取经法。

①本经取穴法　本经病变，遵循"宁失其穴，勿失其经"的原则，主选本经腧穴进行治疗。

a. 督脉经病　主要表现为腰背强痛、活动不利、腹肌紧张等。

选穴：命门、腰阳关、腰俞、百会、人中等（图 5 – 12）。

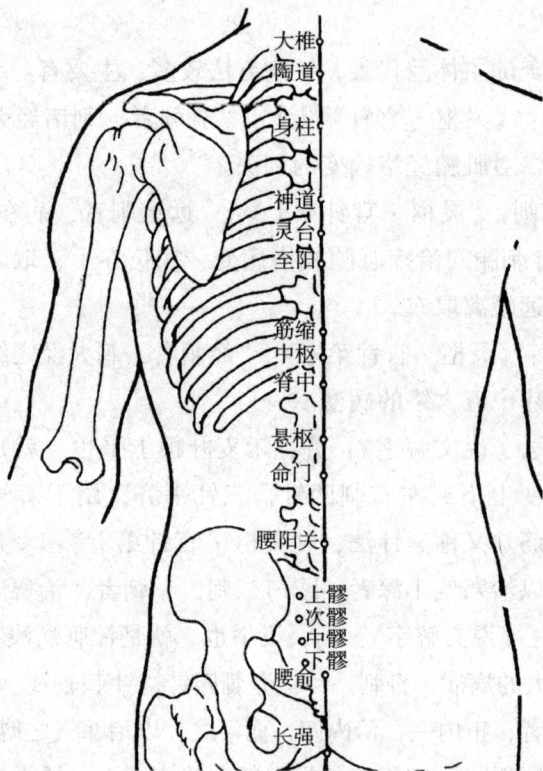

图 5 – 12　督脉

b. 足太阳经病　主要表现为腰臀后部、患肢后侧疼痛，也可向患侧下肢放射，患肢麻木无力，腰臀后部、下肢后侧压痛，活动受限或不利，严重者不敢活动。

选穴：肾俞、大肠俞、气海俞、承扶、殷门、委中、承筋、承山、飞扬、昆仑、束骨等（图 5 – 13）。

c. 足少阳经病　主要表现为腰痛，臀部疼痛，大腿外侧中线、小腿外侧疼痛，腰部可有歪斜，活动加重，小腿外侧麻木无力，腰部压痛，患肢外侧正中压痛。

选穴：环跳、风市、膝阳关、阳陵泉、阳交、丘墟等（图5-14）。

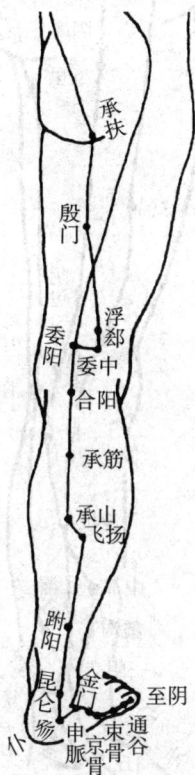

图5-13 足太阳经　　　　图5-14 足少阳经

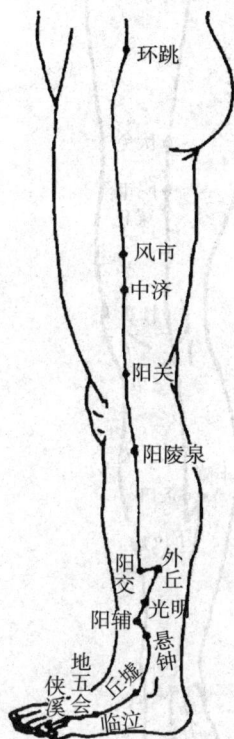

d. 足阳明经病　主要表现为腰痛、臀部痛，大腿外侧、小腿前外侧疼痛、麻木，腰部、臀外侧压痛，患肢前外侧压痛、活动不灵。

选穴：髀关、伏兔、阴市、足三里、丰隆、解溪等（图5-15）。

e. 足少阴经病　主要表现为腰痛，腹股沟内侧、小腿内侧后缘疼痛、麻木，腰部、小腿内侧压痛，活动不利或受限。

选穴：太溪、复溜、筑宾、阴谷等（图5-16）。

f. 足厥阴经病　主要表现为腰痛，腹股沟处、患肢内侧中线疼痛、麻木、压痛，痛重者患肢不敢活动。

选穴：蠡沟、中都、膝关、曲泉等（图5-16）。

图 5-15 的足阳明经图，标注穴位：髀关、伏兔、阴市、梁丘、犊鼻、三里、上巨虚、丰隆、条口、下巨虚、解溪、冲阳、陷谷、内庭、厉兑。

图 5-16 的足三阴经图，标注穴位：足厥阴肝经、阴廉、足少阴肾经、五里、箕门、阴包、血海、曲泉、阴谷、膝关、阴陵泉、地机、中都、漏谷、蠡沟、三阴交、交信、复溜、太溪、大钟、水泉、中封、商丘、照海、然谷、行间、太冲、大敦、隐白、大都、太白、公孙。

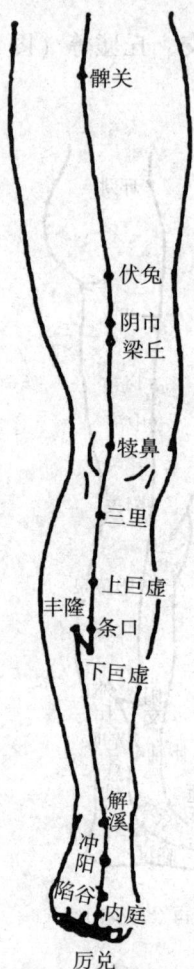

图 5-15 足阳明经   图 5-16 足三阴经

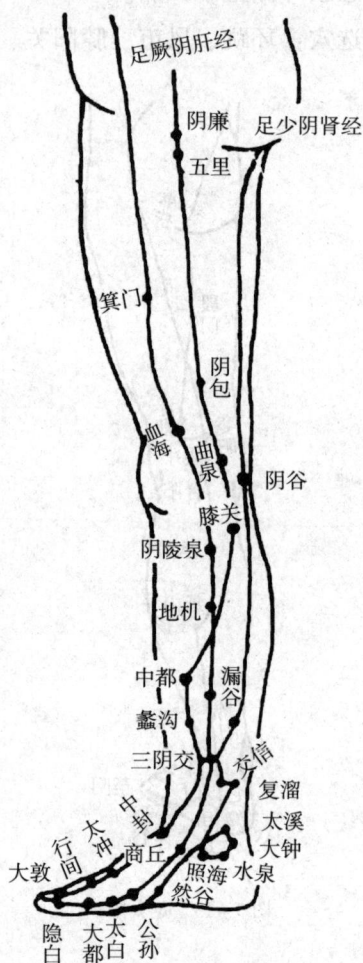

临证中，病变可涉及一条经脉，但多数情况下病变多涉及多条经脉，故治疗时选择一条经脉腧穴为主，兼顾其他经脉腧穴。

②异经选穴法 人体是一个有机的整体，各经脉之间相互联系，相互影响，一经有病变，除选择本经腧穴外，还可选择与其联系密切的经脉腧穴进行治疗，主要有同名经选穴，表里经选穴。

a. 同名经选穴 本经病变，除选择本经腧穴外，还选择与之同名的经脉腧穴进行治疗，如腰椎间盘突出症足太阳经病变，可选择手太阳经的后溪穴进行治疗；腰椎间盘突出症足少阳经病变，可选手少阳经的外关穴进行治疗；腰椎间盘突出症足阳明经病，可选手阳明经合谷穴进行治疗。

b. 表里经选穴法　本经有病，除选本经腧穴治疗外，还选与之相表里的经脉腧穴进行治疗，如腰椎间盘突出症足太阳经病变，可选足少阴经太溪穴进行治疗；腰椎间盘突出症足阳明经病变，可选足太阴经阴陵泉、三阴交治疗等。

（2）辨证取穴法

①寒湿腰痛　腰腿冷痛，转侧不利，渐渐加重，遇寒或阴雨天疼痛加重，得热痛减，舌淡、苔薄白、脉迟。

取穴：肾俞、大肠俞、腰俞、腰阳关、命门、委中、阳陵泉、足三里等。

②瘀血型　腰腿痛如刺，痛有定处，疼痛拒按，腰仰俯不便，甚至转侧不能，舌质紫暗或有瘀斑瘀点，脉涩。

取穴：膈俞、血海、委中、合谷、支沟、阳陵泉、三阴交等。

③肾虚型　腰膝酸软无力，遇劳加重，卧则减轻，反复发作，伴耳鸣、头晕等，舌淡，脉沉细。

取穴：命门、肾俞、志室、三阴交、太溪、委中、脊中、后溪等。

④湿热型　腰腿重着疼痛，阴雨天或遇热加重，全身困重，尿赤便溏，舌淡，苔厚腻，脉濡数或弦数。

取穴：阴陵泉、三阴交、脾俞、肾俞、水分、足三里。

⑤气血虚型　腰腿疼痛无力，痛势不重，遇劳加重，休息减轻，伴身倦乏力，面色无华，舌淡，苔薄白，脉细。

取穴：脾俞、胃俞、足三里、百会、气海、血海等。

（3）远近选穴法　腰椎间盘突出症除选择腰部腧穴直接治疗外，还可选择远部位的腧穴进行治疗。远部腧穴，其经脉行于腰部，其经气也通于腰部，通过调节其远部经脉的腧穴，达到调节腰部经气的目的。

①近部位的腧穴有：命门、腰阳关、腰俞、肾俞、大肠俞、气海俞、关元俞、志室等。

②远部位的腧穴有：秩边、环跳、承扶、殷门、风市、委中、承

山、飞扬、昆仑、阳陵泉、足三里、丰隆、太溪、丘墟等。

（4）经验取穴

①腰痛穴　定位：手背，在第2、3掌骨及第4、5掌骨之间，当腕横纹与掌指关节中点处（腕背横纹下1寸），一手两穴（图5-17）。

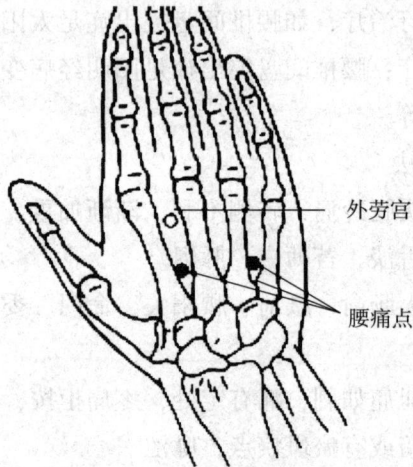

图5-17　腰痛穴

解剖：在骨间背侧肌中；布有掌背动脉、手背静脉网；布有掌背神经、指掌侧总神经。

主治：腰部软组织损伤，椎间盘脱出，强直性脊柱炎，急性腰扭伤，腰肌劳损，坐骨神经痛，不明原因的各种腰痛。

功用：舒筋通络，化瘀止痛。

刺灸法：直刺0.3～0.5寸或向掌心斜刺0.5～1寸，针刺同时活动病变部位；可灸。

②人中　定位：该穴位于人体的面部，当人中沟的上1/3与中1/3交点处（图5-18）。属督脉，为手、足阳明，督脉之会。

解剖：在口轮匝肌中；有上唇动、静脉；布有眶下神经支及面神经颊支。

主治：脊背强痛，挫闪腰疼、昏迷，晕厥，暑病，癫狂，臆语，痫证，急慢惊风，鼻塞，鼻

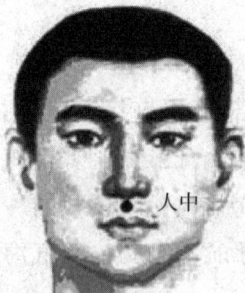

图5-18　人中

出血，风水面肿，牙痛，牙关紧闭，黄疸，消渴，遍身水肿，霍乱，瘟疫。

刺灸法：向上斜刺 0.3～0.5 寸，针刺同时活动病变部位，或用指甲按掐；灸不及针，黄豆大柱，日灸三壮。

（八）长针

1. 概念

《灵枢·九针论第七十八》"八者，风也。风者，人之股肱八节也。八正之虚风，八风伤人，内舍于骨解腰脊节腠之间，为深痹也。故为之治针，必长其身，锋其末，可以取深邪远痹。""八曰长针，取法于綦针，长七寸，主取深邪远痹者也。"《灵枢·官针第七》："病在中者，取以长针。"长针的功效是除八风，风在哪里？舍于"骨解腰脊节腠之间"，用于骨痹（图 5-19）。

图 5-19 长针

2. 作用

祛邪、通痹止痛。

3. 主治

深邪远痹、骨痹。《灵枢·九针十二原第一》："长针者，锋利身薄，可以取远痹。"

4. 刺法

（1）短刺：《说文解字》：短，有所长短，以矢为正。从矢豆声。短刺可以治疗骨痹病，方法是缓慢进瓮针，同时稍稍摇动针体，使针渐渐深入骨部，然后再上下提插摩擦骨部。《灵枢·官针第七》："短刺者，刺骨痹，稍摇而深之，致针骨所，以上下摩骨也。"

（2）输刺：输刺是直入直出，刺入深到骨的附近，可以治疗骨痹之证，这是和肾脏相应的刺法，对于腰椎间盘突出症多裂肌、回旋肌紧张、痉挛者，可两侧输刺，刺突出椎间旁及上下椎间旁。《灵枢·官针第七》："五曰输刺，输刺者，直入直出，深内之至骨，以取肾痹，此肾之应也。"

（3）皮下透刺：近年来用于皮下透刺，如芒针、莽针、巨针、赤医针等等，都可见到这类长针用法，治疗筋肉疾病有很好的疗效，有些腰椎间盘突出症的腰腿部症状是腰腿部浅筋肉引起，并非真正的压迫、刺激引起，用长针只松解局部浅筋肉，即可缓解症状，取得较好疗效，腰椎间盘突出症是腰部肌肉、筋膜牵拉、挤压椎间盘引起突出，浅筋膜松解，由于筋膜是一个多维网络，深筋膜也得到不同程度的放松，也有一定的治疗作用，故皮下透刺为常用的治疗方法。

（九）大针

1. 概念

《灵枢·九针论第七十八》："九者，野也。野者，人之节解皮肤之间也。淫邪流溢于身，如风水之状，而溜不能过于机关大节者也。故为之治针，令尖如梃，其锋微员，以取大气之不能过于关节者也"。"九曰大针，取法于锋针，其锋微员，长四寸，主取大气不出关节者也。"大针主要用于关节积液的治疗（图5-20）。

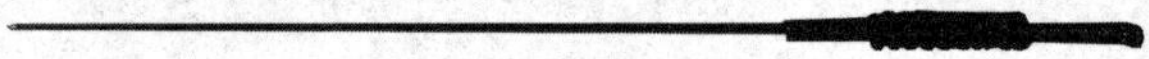

图5-20　大针

2. 作用

祛邪、利水消肿。《灵枢·九针十二原第一》："大针者，尖如梃，其锋微员，以泻机关之水也。"

3. 主治

水肿、关节积液。《灵枢·官针第七》："病水肿不能通关节者，取以大针。"

4. 刺法

（1）关刺："关刺者，直刺左右尽筋上；以取筋痹，慎无出血，此肝之应也。"关刺，关刺是直刺四肢关节的附近，可以治疗筋痹，在刺时，千万不可出血。大针可以用于膝关节、髋关节积液的治疗，直刺关节囊上下、左右以通透关节囊，使积液有通道外排于组织间，慢慢吸收，起到了内引流的作用，既缓解了积液对滑膜刺激的恶性循环，又使病理产物积液流入组织间，通过吸收变成正气，消除了肿胀、疼痛。

（2）皮下透刺：大针也可代替员针治疗筋肉疾病，局部常规消毒，锋针开皮，大针穿过皮肤后，横行或纵行松解筋膜、肌肉，治疗颈肩腰腿痛，如腰椎间盘突出症等。

二、浮针疗法

浮针疗法是符仲华教授发现的一种快速镇痛的新疗法，是在传统针灸理论的基础上，结合现代医学的研究成果而形成的。浮针治疗腰椎间盘突出症起效较快，疗效确切，对于需手术的中央型腰椎间盘突出症，可作为辅助疗法。

1. 浮针疗法的特点

（1）按病位选进针点　根据病变部位所在的位置和病变部位的大小来决定进针点。

（2）在病灶周围进针　浮针疗法不在病痛的局部进行治疗，而在病痛的周围选择进针点进行治疗，针尖不达到病灶处，要保持一定距离，有时甚至相距较远。

（3）皮下浅刺　浮针疗法仅作用于皮下组织，主要是皮下疏松结缔组织。

（4）不能得气　浮针疗法不要求得气且不能得气，如有得气感，则需调整针体深浅度。

（5）留针时间长　一般留针24h，甚至更长。需要用便于留针的专用工具。

（6）针尖必须直对病灶　浮针疗法针尖必须直对病灶或痛点，不能偏歪，不能距病灶太远，尽量不要超过关节。

（7）取效快捷　浮针疗法取效较快，往往针到痛消。如疗效欠佳，则为针刺的方法、部位不对，需重新调整。

（8）留针能保持疗效　留针达到一定时间，起针后疗效也能维持，甚至得到加强和提高。

（9）适应证广　浮针对各种原因引起的疼痛基本都可治疗，对麻木、胀满也有较好的疗效，不但消除症状，而且对原发病灶起治疗作用，但对癌症疼痛远期疗效不佳。

2. 浮针的治疗方法

（1）确定治疗部位　根据腰椎间盘突出症临床症状，触摸疼痛范围，寻找压痛点。触摸时用力要由轻而重，范围由大到小，如疼痛范围大，找最疼点，多找主要痛点，患者表述不清时选中央，然后再结合辅助检查。一般来说，疼痛处即为病变部位，对于麻木等非疼痛疾病，先确定病变部位。病变部位较小或局限者，可选 1 个点；病变部位大，疼痛点多时可选多个点。如腰部压痛不明显，根据 X 线、CT 等检查和临床症状推断病变间盘的位置，也作为主要治疗部位。

治疗部位距病痛部位 6～10cm，针尖到达位置距痛点约 2cm。腰椎间盘突出症病痛点多位于腰椎棘突、棘突间、椎旁、臀部、下肢后侧、外侧，麻木多位于小腿后侧、外侧、足背等。腰部疼痛多取横刺（图5-21），臀部从内到外（图5-22）、从外到内、从上到下刺均可。下肢从下到上（图5-23），脚部多从上到下刺（图5-24）。

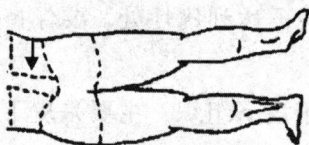

图 5-21　腰部横刺

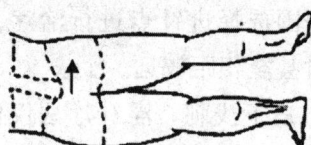

图 5-22　臀部横刺

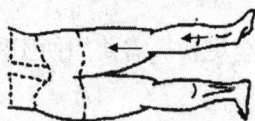

（1）后侧

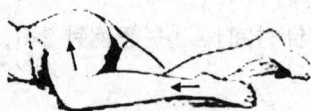

（2）外侧

图 5-23　下肢向上竖刺

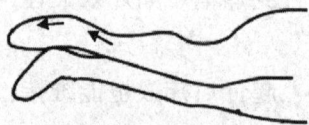

图 5-24　脚部从上到下

（2）操作　取侧卧位或俯卧位，局部常规消毒后，手持专用浮针单手或双手进针，与皮肤呈 15°快速刺入皮肤，不过深刺入肌层，也不过浅刺入皮内，确定针尖在皮下疏松结缔组织后，放手针身，向前运针，针下感觉松软易进，没有酸、麻、胀、重、沉等针感，如有则说明针刺过深，如疼痛，则说明针刺过浅，均应调整针刺深度，针体全部进入体内，以进针点为支点，手握针柄做扫散运动，针尖在皮下做扇形运动，幅度尽可能大，直至压痛消失或疼痛不再减轻，扫散约2min，抽出针芯，胶布将针座贴附于皮肤，留针约24h，留针过程中，患者因生活需要可适当活动，但不可幅度过大，起针时将软管慢慢起出，消毒干棉球按压，以防出血，起针第2天再行治疗。第二次治疗可选上次病痛处（但要避开上次针眼），也可根据病情变化，选择新的病痛点，如治疗三次无明显疗效，则应选择其他疗法。

3. 注意事项

（1）进针点要避开浅表血管，以免针刺出血或引起疼痛，要避开皮肤上的瘢痕、结节、破损等。

（2）进针点与病变部位之间最好不要有关节，以免影响疗效。

（3）进针前，进针部位和医生手指要消毒，以防感染。

（4）发热、急性炎症、传染病、恶性病患者不要针刺。

（5）有自发性出血疾病如血友病、血小板减少者不宜针刺。

（6）肢体浮肿、短期内用过封闭疗法、用激素治疗、外用红花油者不宜针刺。

（7）留针时，注意封闭针口，避免汗水或水进入体内引起感染。

三、踝针疗法

踝针为张心曙教授创立的一种皮下针刺法（图5-25）。

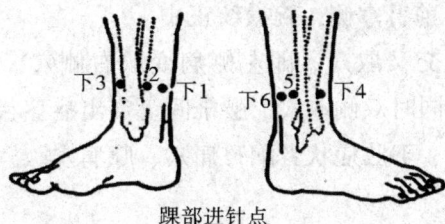

踝部进针点

图5-25 踝针

1. 针刺部位

踝针下6点位于小腿外侧后缘、外踝上3寸，下5点位于小腿外侧中间，外踝上3寸，下4点位于小腿外侧前缘，外踝上3寸。下肢后侧痛选下 6、5 点，下肢外侧痛选下 4、5 点。

2. 操作

取俯卧位或侧卧位，局部常规消毒后，医生左手固定进针点上部绷紧皮肤，右手拇指在下，食、中指在上扶持针柄，针与皮肤呈 30° 向腰部方向快速刺入皮肤，达皮下后针体紧贴皮肤表面，沿皮下浅层刺入约 1.5 寸，以针下松散感为宜。若有酸、麻、胀、沉感，说明进针过深，已刺入筋膜下层。若有疼痛，说明针刺过浅，刺入皮内，都必须调针至皮下浅表层，留针 20 ~ 30min，一般不行捻转提插手法，每日或隔日 1 次，10 次为一个疗程。

3. 适应证

腰椎间盘突出症、坐骨神经痛、梨状肌综合征、腓总神经损伤等。

四、平衡针疗法

平衡针是王文远教授根据传统医学的心神调控学说和现代医学的神经调控学说相结合而发现的一种新的针刺方法。特点是取穴少、操作方便、快捷。

1. 穴位定位

（1）腰痛穴　位于前额正中。

（2）臀痛穴　肩关节腋外线中点。

（3）膝痛穴　肩关节与腕关节连线中点。

（4）踝痛穴　前臂掌侧，腕横纹正中。

以上 4 穴均为交叉取穴。即左侧病变取右侧穴，右侧病变取左侧穴，双侧有病，可同时双侧取穴。腰椎间盘突出症症状较轻者只取腰痛穴，较重或有臀部、下肢症状者配臀痛穴、膝痛穴。

2. 操作

（1）腰痛穴：坐位，L_4 棘突以上病变，针尖向下，L_4 棘突以下病变，针尖向上，毫针快速刺入，行上下提插手法。单侧腰痛用平刺，不提插，重症可采用捻转滞针手法，达到要求后出针。

（2）臀痛穴：取坐位，2 寸毫针快速刺入，行上下轻柔手法，局部出现酸麻胀或向肘、腕关节放射后出针。

（3）膝痛穴：取坐位，上肢放于治疗桌上，1.5～2寸毫针快速刺入，上下提插，出现向前臂放射感为度，达到麻木后出针。

（4）踝痛穴：取坐位，患者手放治疗桌上，1寸毫针垂直刺入，行上下提插手法，以放射性针感传导至中指、食指为宜，达到要求后出针。

五、密集型银质针疗法

密集型银质针疗法是宣蜇人教授在陆云香医师家传银质针的基础上采用的密集型针刺方法。

1. 治疗特点

（1）治疗部位为肌肉在骨骼上的附着点，而非传统的穴位。

（2）体针较粗，直径1～1.1mm。

（3）质地较软，以白银为主要原料。

（4）传导热能作用快，艾绒燃烧时针体温度约100℃，刺入皮肤为55℃，针尖约40℃，使热能传导到深层发病部位，扩散到周围病变软组织。

2. 治疗作用

（1）消除无菌性炎症。

（2）增加局部血液循环。

（3）松解肌肉痉挛和广泛消除病变区软组织内压增高现象。

3. 操作

取俯卧位或侧卧位，在病变部位选取压痛点，腰椎间盘突出症压痛点多位于椎间隙、椎旁、臀部、下肢后外侧，患侧椎旁为主要部位，痛点必须正确，无遗漏。痛点之间的针距为1～2cm，呈密集状。在无菌下操作，于每个进针点用1%利多卡因注射一直径约为0.5cm的皮丘，然后用消毒过的银质针刺入，采用直刺、斜刺、平刺等，经皮下肌肉或筋膜直达骨膜附着处，出现较强的酸、麻、胀、沉感。一般来说，病变越重，针感越强。进针完毕后，在每枚银质针的针尾上装一直径约1.5cm的艾球，点燃后燃烧，患者自觉治疗部位深层软组织出现舒适的温热感，艾火熄灭针体冷却后起针。

4. 注意事项

（1）同一病变部位只做 1 次针刺治疗，多病变部位的治疗，间隔时间以 2~3 周为宜。

（2）要掌握好针刺角度和深度，勿刺伤神经和血管。

（3）针眼周围的皮肤因过热而灼痛难忍，可用注射器将水喷至高热的针柄降温。

六、脊针疗法

脊针疗法是针刺腰部夹脊穴以治疗疾病的方法。脊针疗法治疗腰椎间盘突出症可作为体针疗法的辅助治疗。

1. 取穴

（1）腰部夹脊穴　L_1 ~ L_5 椎体棘突下旁开 0.5 寸。

（2）腰部压痛点　根据临床症状确定病变部位和脊针所要治疗位置，将穴位分组交替选取。临床多与体针配合使用。

2. 操作

取俯卧位，用 1.5 ~ 2 寸毫针向椎体方向与皮肤呈 75°夹角刺入约 1.5 寸，多有酸、麻感并向一定方向传导，得气后，再施以捻转加小幅度提插以增强针感，留针 20~30min，每天 1 次，7 次为 1 个疗程。

七、意象手针疗法

意象手针来源于中医的取象比类、生物全息理论，以及作者对全息针灸、八字针灸、董氏奇穴等针法的总结、升华。

1. 意象手针机理

意象手针就是通过意象思维以及全息理论把手部取象为一个人体，手掌看作人体的腹面，手背看作人体的背面，拇指看作头部，第一掌骨看作颈部，第二掌骨看作肩胛骨，第三掌骨看作胸部，第四掌骨看作腰部，第五掌骨看作骶部，食指看作上肢，中指看作躯干，无名指看作下肢，小指看作尾椎（图 5-26）。

2. 意象手针治疗方法

第三四掌骨之间为腰椎穴，无名指为下肢，局部常规消毒后，腰痛者针腰穴，伴有腿痛者腰穴针感向无名指传导或针无名指或无名指掌指关节，每日 1 次，针刺同时活动病变部位。

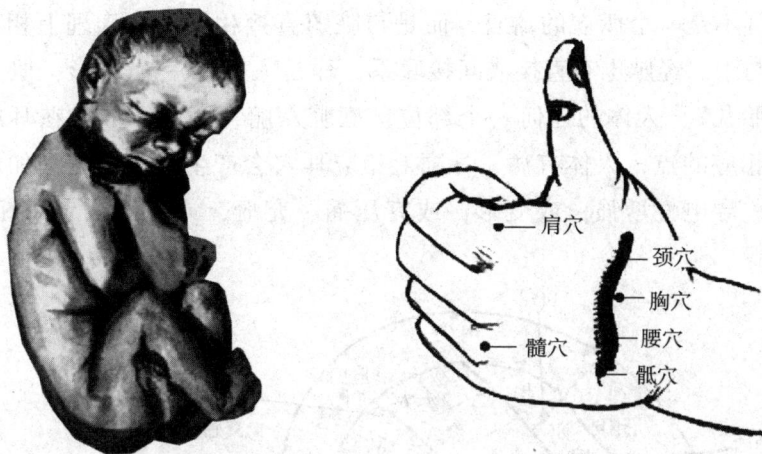

图 5-26　意象手针穴位

八、电针疗法

电针是用毫针刺入穴位，得气后连接电针仪，利用不同波形的脉冲电流，以加强对穴位的刺激，从而达到治疗疾病的一种治疗方法。电针治疗腰椎间盘突出症是较为传统和常用的治疗方法。

1. 选穴

电针的选穴同体针疗法，根据腰椎间盘突出症的病情选取相应的穴位。

2. 操作

毫针刺入穴位得气后，把电针仪上的输入电位器调至"0"值，将一对输出导线，分别连接在 2 根针的针柄上，打开电源开关，选择需要的波形和频率，逐渐调高输出电流，最大至患者出现能耐受的酸、麻感，每次通电时间为 10~20min，治疗完毕，把电位调到"0"值，关闭电源，撤去导线，退出毫针。每日 1 次，7 次为 1 个疗程。

九、耳针疗法

耳针是用针刺或其他方法刺激耳廓上的穴位或反应点，以防治疾病的一种方法。耳针治疗腰椎间盘突出症，多作为辅助疗法（图 5 - 27）。

1. 耳针的作用

耳不是一个孤立的器官，而是与脏腑直接相连并在病理上相互影响，与十二经脉也有直接或间接联系。耳是人体的一个缩影，似"倒置的胎儿"，人体的任何一个部位，五脏六腑、四肢百骸，在耳廓上都有相应的点，人体有病，耳廓上相应耳穴会产生某些改变，如电阻变低、导电性增强，或变形，或有压痛、充血，或皮肤变色、丘疹、脱屑等。

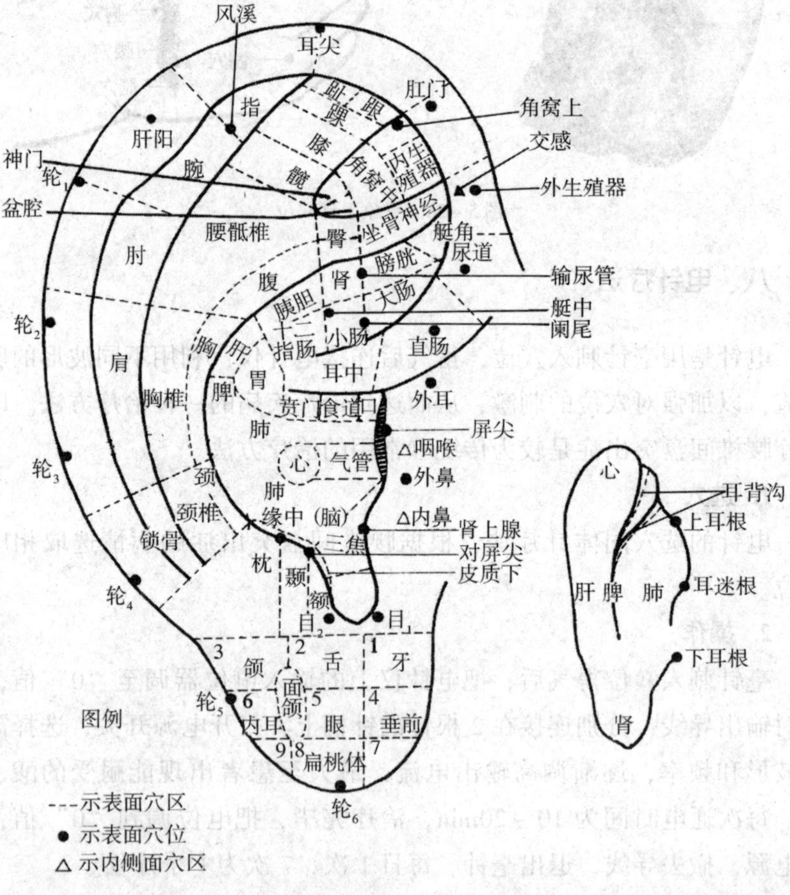

图 5 - 27　耳穴

对耳穴有关的穴位进行良性刺激所产生的刺激信号传递到相应的脏腑或部位，使通往病灶的经络之气血畅通，以推动、驱散病灶中瘀滞的气血、调整脏腑、扶正祛邪，通过一系列的调节，促使各种生理功能恢复到平衡状态，以达到治疗的目的。

2. 选穴

腰椎间盘突出症患者在耳穴腰椎、腰痛点、腰可呈现索状或结节隆起，有的索状凹陷，纵横不一，用手可扪及，用手指从耳背顶起，可见红白色相间，色泽不均匀，年龄较大者尤其明显。急性发作无菌炎症明显，疼痛较重，反应物边缘有红晕，症状缓解，红晕变浅，触压时反应物疼痛明显，年轻患者可没有索状、结节状反应物，可有点状或片状色白，边缘有红晕，电测时，腰骶椎、肝、脾等耳穴处可出现电阻值变小或有响声，并有刺痛等阳性反应，均为治疗腰椎间盘突出症的主要耳穴，再根据中医的脏腑理论和西医的生理知识，选择相应的穴位，一般来说腰椎间盘突出症耳穴多选择腰骶椎、肝、肾、神门、臀、坐骨神经等。有下肢症状者加腰、膝、踝等耳穴。

3. 治疗方法

（1）耳穴针刺法　局部常规消毒后，医生左手拇指、食指固定耳廓，中指托住穴区，右手拇、食指持0.5寸毫针刺入相应的耳穴，针刺角度对于不同的穴位可为直刺、斜刺、横刺。进针法分慢刺法和快刺法，慢刺法是边刺入边捻转，同时询问患者感觉情况；快刺法是迅速刺入耳穴中，一般留针20～30min，留针期间，每10min行针1次，行针为小幅度的捻转或提插，每日1次，双耳交替进行，10次为1个疗程，休息2天再进行第2个疗程。

（2）耳穴压迫法　压丸用中药王不留行子、白芥子、油菜籽、六神丸、小钢珠等。将压丸黏在7mm×7mm方块胶布的中央，耳部消毒后，用镊子夹胶布贴敷已消毒的耳穴上，每日按压3～5次，按压由轻到重，以出现酸、胀、痛感为宜，如感觉不明显，可加重按压手法，如疼痛较重，可减轻按压，或减少按压次数。

按压手法有对压法、直压法、点压法和轻揉按摩法。

①对压法。用拇指和食指的指腹置于患者耳廓的正面和背面，相对按压。

②直压法。用指尖垂直按压穴丸。

③点压法。用指尖一压一松间断按压耳穴。

④轻揉按摩法。用指腹轻轻将压贴的穴丸压实贴紧，然后按顺时针方向轻轻压丸并旋转。

每次耳穴贴敷2~3天，揭掉后再按同样的方法贴对侧耳穴，两耳交替运用，10次为1疗程。

（3）耳穴埋针法　耳廓局部常规消毒后，左手固定耳廓，使埋针处皮肤绷紧，右手用皮内针钳或止血钳钳住已消毒的揿针或皮内针刺入耳穴，再用7mm×7mm的肤色胶布贴在针环或针柄固定于皮肤上，每次选3~5穴，留针2~3天，留针期间每天自行按压2~3次，10天为一疗程。埋针后如出现耳廓持续胀痛，说明耳廓可能有感染，应取出所埋针具并局部消毒，改用对侧耳穴。

（4）耳穴注射法　耳穴注射药同体穴注射，中药为活血化瘀、舒筋止痛之剂，西药为维生素、肾上腺糖皮质激素、利多卡因等，只不过剂量更小，每次约1ml。

局部常规消毒后，左手固定耳廓，并绷紧注射局部皮肤，右手持配有4号针头的注射器，使针尖斜面朝下刺入耳穴皮下，回抽无回血，将药液注入皮下约0.12ml，形成一小皮丘，消毒棉球轻压，防止药液外溢或出血，每次选用3~5穴，先患侧耳穴，两侧交替进行，隔日注射1次，10次为1个疗程。休息3天，再进行第2疗程。

（5）耳穴贴膏法　用具有活血化瘀、祛湿、通络、止痛的橡皮膏，并剪成5mm×5mm的小方块。耳廓清洁或消毒后，用镊子将橡皮膏小方块贴敷在选取的穴位上，每次5~7穴，贴敷2天，揭掉后再贴敷另一侧，双耳交替进行，10次为1疗程。

（6）耳穴贴磁法　耳廓清洁或消毒后，左手固定耳廓，右手持镊子将剪好6mm×6mm中央黏有小磁珠的胶布贴于耳穴上，也可轻轻按压使局部产生酸胀感，可耳廓一面贴敷，也可前后对贴。前后对贴要异名磁板，使之相吸，每次贴一侧耳穴，选2~3个穴位，2~3天更换1次，双耳交替进行，10次为1疗程。

临证中，对于年轻体壮者可用强刺激方法，如耳穴注射法、针刺法、埋针法；对于体弱或畏针者，可用弱刺激方法，如压迫法、贴膏法、贴磁法。同一患者，可用1种方法，也可用多种方法。

4. 注意事项

（1）治疗前要严格消毒，以防感染。

（2）耳穴位置较小，要找准穴位，不可偏离。

（3）注射、埋针和针刺法要掌握深度，不要损伤软骨。

（4）耳穴区有皮损者禁用。

（5）耳穴注射要用小号针头，最好用 4 号针头，针头过粗，既易损伤软骨，又不利于药液存留耳穴内。

十、头针疗法

头针是根据中医学的针刺方法与现代医学关于大脑皮质功能定位的理论，在大脑皮质相应的头皮投射区针刺，

达到治疗疾病的一种方法。头针治疗腰椎间盘突出症可较快止痛，疗效确切。

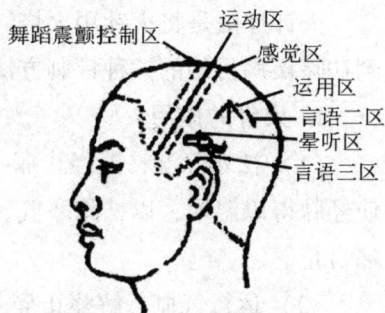

图 5 - 28　头针

1. 定位

（1）运动区　上点在前后正中线中点向后移 0.5cm 处，下点在眉枕线和鬓角发际前缘相交处，上下点之间的连线即为运动区（图 5 - 28）将运动区分为五等份，上 1/5 为下肢运动区。

（2）感觉区　运动区后移 1.5cm 的平行线为感觉区，上 1/5 为头、躯干、下肢感觉区，上 1/5 与下 2/5 之间的中 2/5 为上肢感觉区。

腰椎间盘突出症患者选上 1/5 感觉区，有下肢麻木无力、肌肉萎缩者加上 1/5 运动区，也可感觉区向运动区透刺。于病变对侧取穴，双侧病变可双侧同取。

2. 操作

取坐位，选对侧感觉区和运动区，局部常规消毒后，用 28 号 1.5 寸毫针与头皮呈 30°快速刺入穴区，达帽状腱膜下，然后平行延伸，达到该区的长度，然后施以行针手法。

（1）捻转手法　为头针的传统手法。用拇指掌侧面和食指桡侧面

夹持针柄，以食指掌指关节连续伸屈，使针身来回旋转，每次2~3转，每分钟要求捻转200次左右，捻转2~3min即能达到刺激量和刺激强度，留针10min，捻转行针2~3次即可起针，消毒干棉球压迫针孔，以防出血。每日或隔日1次，10次为1个疗程。

（2）提插手法　用力小幅度地提插5min，虚证慢提紧插，实证紧提慢插，腰痛、下肢酸痛多能缓解，为巩固疗效，留针时间要长，可达24h，至少1h，在院留针期间行针2~3次，回家后可进行日常活动，可在院起针，也可患者家属起针，每日或隔日1次，12次为1疗程。留针期间活动或拍打患处。

十一、火针疗法

火针疗法是将火针用火烧红后迅速刺入人体的穴位或患处，从而达到祛除疾病目的的一种针刺方法。古称为燔针、焠针、白针等。

1. 火针的作用

（1）祛寒除湿，温经止痛　火针具有热力，能鼓动人体阳热之气，使经脉得以温通，以祛除寒气、攻散湿邪，使经脉调和、气机畅达而疼痛自止。

（2）运行气血，解痉止痛　火针的温热刺激可促进气血运行，增加血液供给，营养筋脉，祛除风邪，使紧张、痉挛的拘急、抽搐自除。

（3）温通经络，祛风止痒　火针疗法具有温通经络，行气活血之功，促进体表气血流动，营养加强，从而使风邪无处存留，血足风散痒止。

（4）助阳益气，祛除麻木　麻木为脉络阻滞，阳气不能统帅营血、濡养经脉肌肤所致，火针能温通助阳，引阳达络，使气血畅通，经脉肌肤得养而麻木自除。

（5）补脾益气，通利经脉　火针能助阳气，行气血，加之刺脾胃腧穴可使脾胃气盛，气血生化充足，筋脉得以濡养而坚韧，肌肉得以濡养而丰满，强壮有力。

（6）壮阳补肾，升阳举陷　火针能增强人体阳气，激发经气，调节脏腑功能，具有补助阳气，升阳举陷的作用。

（7）攻散痰结，消除瘰疬　火针能温通阳气，温化痰饮，攻散痰结，疏通气血，消积化痰，可治疗瘰疬结核等。

（8）引热外达，清热解毒　火针疗法有发散、引气之功，使火热毒邪从针孔外散，而达到清热解毒、泻火排毒的目的。

（9）生肌敛疮，祛腐排脓　火针能温通经络，运行气血，使气血流通加速，疮口瘀积的气血得以消散，脓毒从针孔排出，腐肉得以外排，增加了病灶周围的营养，促进了组织再生，促使疮口愈合。

2. 火针的适应证

（1）风湿性关节炎、类风湿关节炎、痛风、急性扭挫伤、足跟痛、肩周炎、颈椎病、腰椎病、腱鞘炎、关节积液等疼痛疾病。

（2）肛裂、痔疮、急性乳腺炎、下肢静脉曲张等外科病。

（3）急慢性胃肠炎、咳嗽、气喘、阳痿、内脏下垂等内科疾病。

（4）斑秃、白癜风、带状疱疹等皮肤病。

（5）乳腺增生、腱鞘囊肿、瘰疬痰核等病症。

3. 火针操作

选穴：火针选穴同毫针选穴，根据病症不同而辨证取穴。多选腰、臀、患肢腧穴、压痛点。

消毒：局部常规消毒。

烧针：用酒精灯烧针，根据针刺的深度，决定针体烧红的长度，将针烧红或发白。

进针：迅速将针刺入穴位或病变部位。

出针、留针：一般快速出针，但当火针用于祛瘤、化痰、散结时，留针 1～5min。

火针出针后即刻用干棉球按压孔眼。

4. 注意事项

（1）精神过于紧张、过饥、过饱、过劳、大醉等禁用火针。

（2）发热性疾病不宜用火针。

（3）血液病、糖尿病患者禁用火针。

（4）血管、主要神经分布部位不宜火针。

（5）面部慎用火针。

（6）火针治疗后当天不要洗澡。

十二、八字针灸疗法

八字针灸疗法是：在"阴阳、相对、平衡、反应"八个字的指导下，掌握人体的各种疾病并了解在各个部位所发生的原因与治疗的方法，通过"定位"规律和"以针刺为主的反击方法"，能在瞬间达到消退各种病痛的一种治疗方法。八字针灸疗法的发明人李柏松先生通过《针灸大成》、《医宗金鉴》、《黄帝内经》等中医经典的学习总结，在历尽数十年的临床与研究后创研而成，其治疗腰椎间盘突出症也有较好疗效。

1. 八字针灸疗法机理

（1）八字针灸疗法"阴阳"的概念：①上阳下阴。②背阳腹阴（即后阳前阴）。③左阳右阴。④外阳内阴。⑤四肢中，手掌连胳膊肚面为阴，足背顺连腿前为阴，反之为阳（图 5－29）。

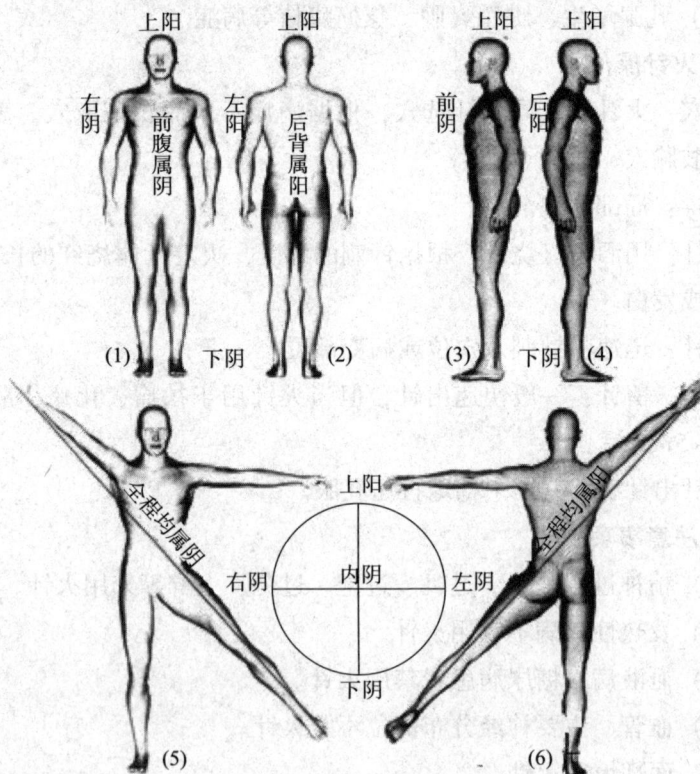

图 5－29　八字阴阳图

（2）八字针灸疗法"相对"是指病点与治疗点的相对关系，把人看成是一个有生命力的四维生物体，而不是二维的物体。相对的原则是"阴病阳治、阳病阴治"，具体为：①上病下取。②下病上取。③左病右取。④右病左取。⑤后病前取。⑥前病后取。⑦内病外取（图5-30）。

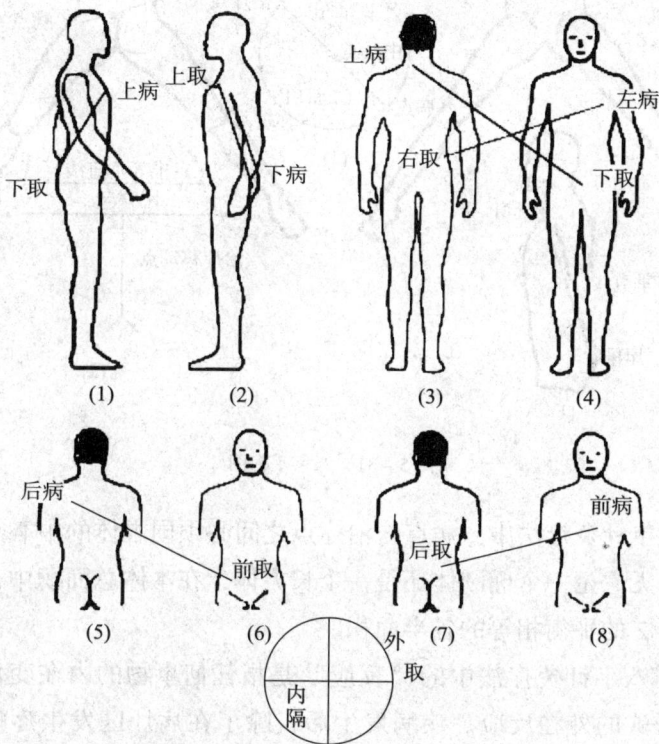

图5-30　八字相对图

（3）八字针灸疗法中的"平衡"是身体局部发生病变的内因是局部"自然物质"失调而撤走的结果，"自然物质"离去造成了身体的不平衡。"自然物质"离去的地方有规律可循，失去的地方是有"定向"和"定处"的，根据"定向"与"定处"的特性，再通过刺激，会立即返回原位（病患部位），八字疗法治病的原理就是让离走的"自然物质"回到原来的的地方，从而恢复机体的平衡，这样的点就是平衡点，也就是治疗点（图5-31）。

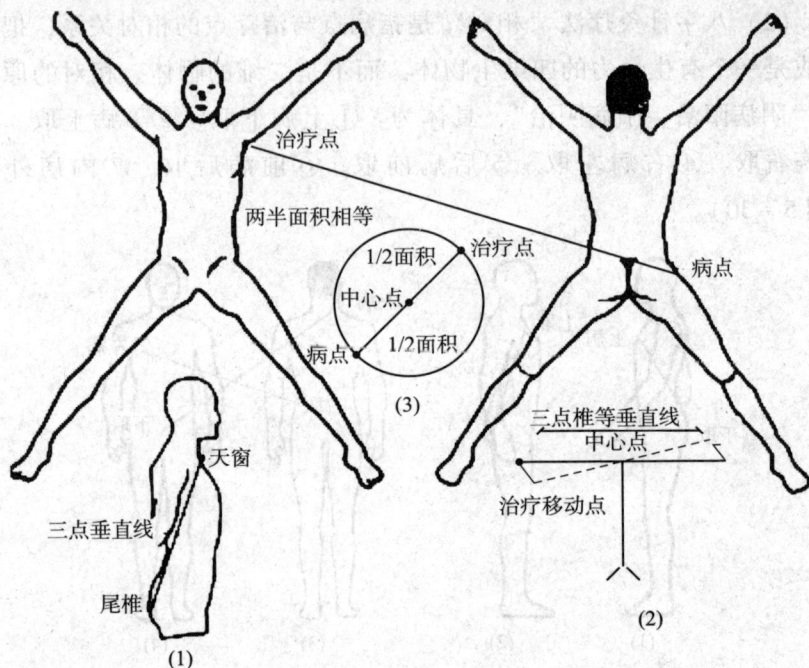

治疗点

两半面积相等

1/2面积

中心点

1/2面积

病点

(3)

治疗点

病点

三点椎等垂直线

中心点

治疗移动点

(2)

天窗

三点垂直线

尾椎

(1)

图 5 - 31 八字平衡图

在八字针灸疗法中，病点与治疗点之间必须同本体的中心点是一个垂直线，无论是一个椭圆体还是一个长方体，在本体总面积中，必须形成一个1/2 的平衡相等的各半面积。

（4）八字针灸疗法中的"反应"是指任何事物的内在变化，都有其各种形式的外在反应。疾病发生后，除了在病灶区发生疼痛等，还可在身体某些部位发生结节、压痛、肤色改变等反应，但是有些外在表现并不是显示出来的，根据病灶点找准基本平衡点，在基本平衡点处用酒精棉球反复擦洗，即可出现不规则的红点或红块状，就是八字针灸疗法的反应区或反应点。在这些反应点或反应区最明显的中间施针，可以得到明显的治疗效果。只要定位准确，刺激适当，往往效如桴鼓。

（5）八字针灸疗法的整体观与辨证施治

①八字针灸疗法的整体观：由于疾病与人体脏腑等有着不可分割的关系，人体是以五脏为中心、通过经络联系的有机整体，各脏腑之间、

经络之间、经络与组织之间生理上相互联系，病理上相互影响，所以八字疗法以中医的整体观念为指导思想，无论诊断还是治疗均强调整体性。

②八字针灸疗法的辨证施治：八字疗法以中医的辨证论治为指导思想，以五脏为中心，以经络为联系，辨证以脏腑辨证、经络辨证为主。例如肝系病变：肝在肋下，胆附与肝，二者互为表里。肝主筋，司全身筋骨关节之伸屈；肝主疏泄，其志为怒，与精神情志的疾病调节密切相关；肝藏血，与血液循环密切相关；其华在爪甲，开窍于目。肝为风之脏，主升主动，喜条达，恶抑郁。五行属木，其色为青。喜酸味，其液为泪。临床上见到与此相关的疾病，必须从肝而治。如肝司全身筋骨关节，若膝关节拘挛失用，单纯治疗反应区，就易反弹，疗效不稳。这时若加用肝相应区及上行关节相应区，效果就显著。肝病、胆病、眼病、情志病、妇科病等，均宜用之。其他脏腑病变，亦同样治疗。

从经络角度考虑，肝脉起于足大趾，环阴器，过少腹，夹胃，属肝络胆，布胁肋，循咽喉，连目系，上巅顶等，这些部位病变为足厥阴肝经病，治疗除反应区外，必须在相应的肝反应区予以治疗，与其相表里的足少阳胆经、同名经手厥阴心包经也要协同治疗。其他十二经病变，亦同样治疗。关于任督二脉，因其总管人身阴阳之气，也是非常关键的经络，亦辨经治疗。

可见临床上的病症，一般很少单纯出现，多虚实夹杂、错综复杂。单独针对某一反应区或某一脏治疗，也不利于疗效的巩固。我们必须强调整体观念，捋顺相互之间的关系，按照主次程序，设置符合病情的治疗方案，才会取得更佳疗效。病情有急有缓、有标有本，治疗不可齐头并进，急症宜先治，靶目标明确，症状缓和后或慢性病，则标本兼治，对于正气虚弱病人，首先要调理气血化生之源（脾胃）。

2. 八字针灸疗法的主治

颈椎病、肩周炎、网球肘、腰椎间盘突出症、腰椎骨质增生、膝关节骨性关节炎、踝关节损伤等。

3. 八字针灸疗法治疗方法

常规消毒，先取大椎、命门、长强等毫针点刺不留针，再用0.5圆利针或刃针点刺腰椎对应区胸骨（把胸骨取象为腰椎，从下至上依次为腰椎1~5），腰正中痛取胸骨正中，腰左侧痛取胸骨右侧，腰右侧痛取胸骨左侧，用0.5圆利针或刃针点刺腹部对应区，臀部疼痛、麻木用0.5圆利针或刃针点刺对侧肩胛部，下肢疼痛。麻木用0.5圆利针或刃针点刺对侧上肢对应部位，针刺同时活动病变部位，3天一次。

十三、经筋疗法

经筋疗法是黄敬伟教授发明的以发掘中医经筋学说，结合民间经筋医术，利用"综合消灶—多维系列解锁"施治手段而创制的一种新型非药物疗法。

1. 经筋病治疗机制

人体经筋系统由于动态活动等作用，使机体潜伏着大量筋性致病因，成为重要的致病因素，为有效消除机体病症的筋性因素致病因，经筋疗法，有效揭示出隐蔽于人体筋性致病因"筋结"病灶体的体征类型及分布规律，创立了手式查灶法，揭示出人体筋性组织病变形成的"筋结"病灶体的"四位一体"临床表现，确立了以病灶为治疗穴位，以消除病灶为医疗手段，实现了"从筋治愈"人体难治病诊疗体系。采用针对病灶的手法—针刺—拔罐—辅助治疗四联疗法手段，构成了"综合消灶—系列解结—多维解锁—整体调整"的新型诊疗体系。比单一针灸、按摩法更具特色。并且针对病灶固灶施治，保证施治准确，直达病所，有去因治病等特点。具有舒筋活络、理筋整复、通痹止痛的功效。

2. 经筋疗法的治疗范围

偏头痛、颈椎病、肩周炎、腰椎间盘突出症、骨质增生、周围性面瘫、中风偏瘫、神经衰弱、弱智、小儿脑瘫、慢性疲劳综合征等。

3. 经筋疗法的治疗方法

查灶诊病，消灶治病，采用经筋手法—针刺—拔罐—辅助治疗的"四联疗法手段"进行治疗。

（1）理筋手法　以手、肘等部位为诊治工具，运用合力的方法如功钳手、掌功手、肘臂法等手法，作用于机体的筋结病灶分布规律的部位上查灶诊病，按筋结病灶的分布规律进行消灶治病。

（2）针刺　顽固的筋结病灶，用针刺固灶行针、一孔多针的方法消灶治病。

（3）拔罐　对经筋穴拔罐有助于排除体内寒湿邪气，利于消灶治病。

（4）辅助治疗　对筋结病灶采用对症的药物外用等物理疗法以增强治疗效果。

十四、肌筋膜触发点

骨骼肌肌筋膜触发点是能够激惹疼痛的某一特定位置，这个位置通常可以摸到一个疼痛结节和绷紧肌纤维痉挛带，触压时有疼痛加重和局部肌肉颤搐以及可能引起的远处牵涉痛。骨骼肌肌筋膜触发点是骨骼肌中可触摸的紧绷肌带中的高度敏感小点。它常常位于受累肌肉的中部或肌腹上，或肌肉与肌腱交界处，肌筋膜边缘易拉伤处，肌肉附着于骨突的部位等。

1. 腰椎间盘突出症常见肌筋膜触发点

（1）腰痛：腰方肌、髂腰肌触发点（图5－32、33）。

（2）臀部痛：臀大肌、臀中肌、臀小肌、梨状肌触发点（图5－34、35、36、37）。

（3）股外侧痛：股外侧肌、阔筋膜张肌肌触发点（图5－38、39）。

（4）小腿痛：腘肌、腓肠肌触发点（图5－40、41）。

2. 肌筋膜触发点的主治

头痛、颈椎病、落枕、眩晕、肩周炎、网球肘、腕管综合征、腱鞘炎、腰椎间盘突出症、第三腰椎横突综合征、梨状肌综合征、臀上皮神经炎、膝关节疼痛、踝关节周围疼痛、跟痛等颈肩腰腿痛。

3. 肌筋膜触发点的治疗

（1）针刺治疗：准确找到触发点位置，用针灸针、注射针头、圆利针等对触发点反复穿刺，多有酸痛和胀痛的感觉，可引起受累肌肉的抽搐或跳动，直到无痛或不跳动为止，也可用针灸针刺入，留针20min。

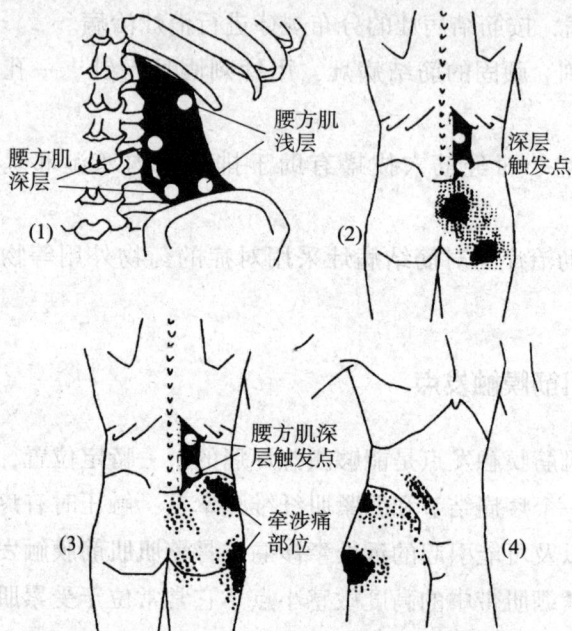

图 5 – 32   腰方肌触发点和牵涉痛位置示意图

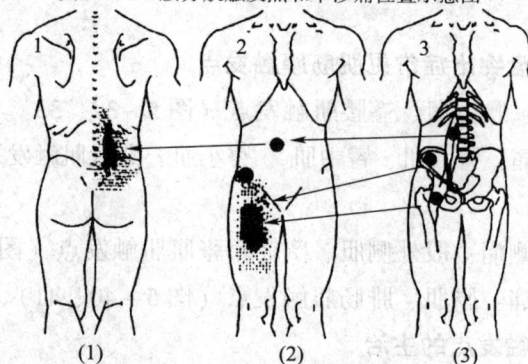

图 5 – 33   髂腰肌触发点和牵涉痛位置示意图

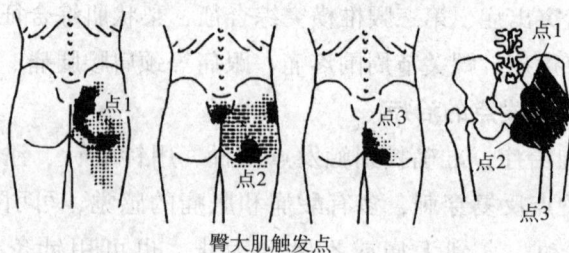

臀大肌触发点

图 5 – 34   臀大肌触发点和牵涉痛位置示意图

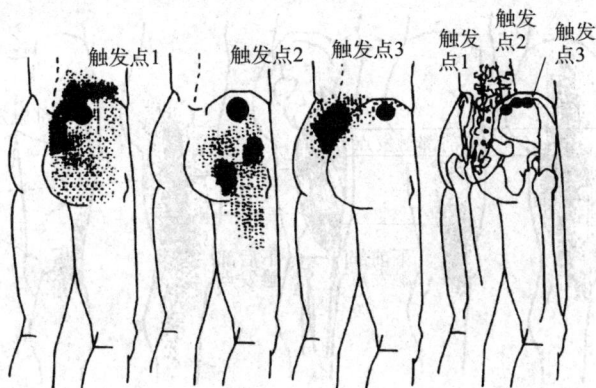

图 5-35　臀中肌触发点和牵涉痛位置示意图

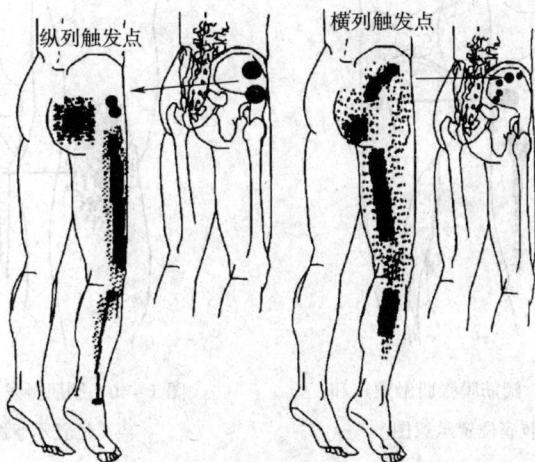

图 5-36　臀小肌触发点和牵涉痛位置示意图

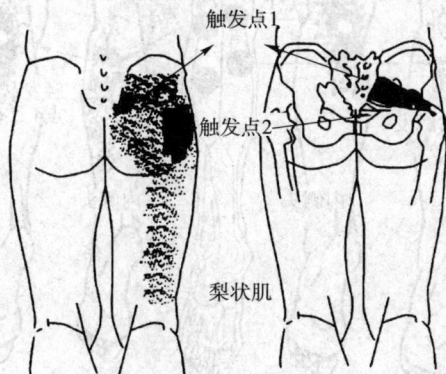

图 5-37　梨状肌触发点和牵涉痛位置示意图

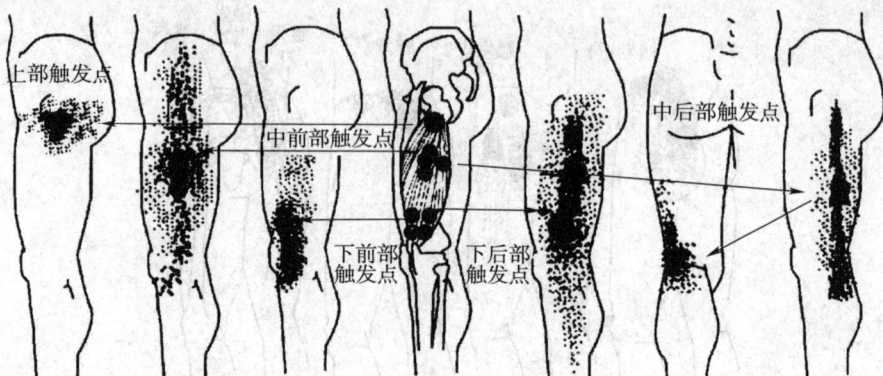

图 5 - 38　股外侧肌触发点和牵涉痛位置示意图

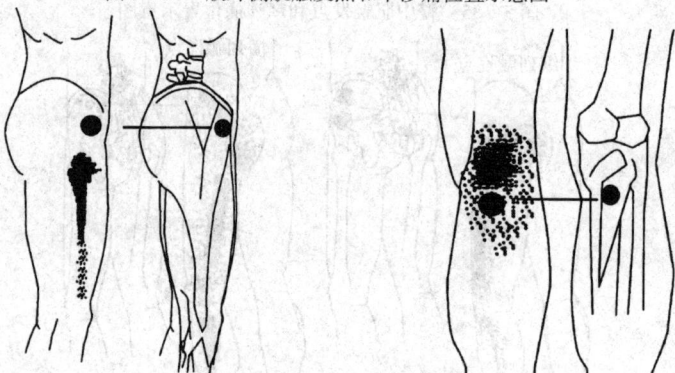

图 5 - 39　阔筋膜张肌触发点和
牵涉痛位置示意图

图 5 - 40　腘肌触发点和牵涉痛
位置示意图

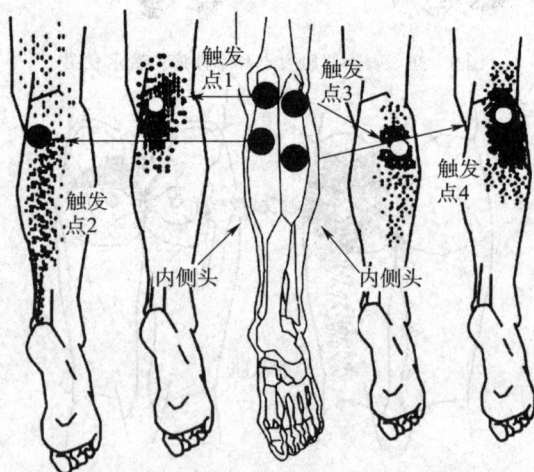

图 5 - 41　腓肠肌触发点和牵涉痛位置示意图

（2）指压治疗：首先明确受累肌及其触发点的准确位置，用大拇指或者双大拇指对触发点逐渐加压按摩 2min，力量以病人能耐受为度，一般超过 4kg，然后对受累肌进行放松按摩，每天一次，七天为一疗程。此法对较局限和较轻的触发点疗效较好。

也可用其他的按摩手法对触发点进行按摩。

此外，也可用牵张疗法、运动疗法、药物、湿针、理疗等治疗。

十五、皮内针疗法

皮内针又称"埋针"，是将针具刺入皮内，固定后留置一定时间，利用其持续刺激作用，来治疗疾病的一种方法（图 5 - 42）。是古代针刺留针方法的发展。本法通过机体的活动可以给穴位皮肤以持续刺激，减少反复针刺的麻烦，病人还可以自己按压埋针以加强刺激，提高疗效，适于腰椎间盘突出症的治疗。由于皮内针较细、较短，针刺时疼痛较轻，多数甚至没有疼痛感觉，针刺次数又少，对于年老、女性患者、畏针者较

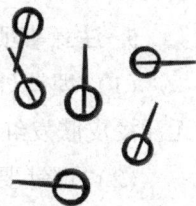

图 5 - 42 皮内针

为适宜，一般用于病情不太重的治疗，对于病情较重者，可作为辅助疗法。

1. 主治

神经性头痛、偏头痛、颈椎病、肩周炎、胁痛、腰椎间盘突出症、骨质增生、膝关节炎、腕踝关节扭伤、鸡眼等。还可应用于某些慢性疾病，如：胃痛、胆绞痛、神经衰弱、高血压、哮喘、月经不调、面肌痉挛、眼睑动、遗尿、尿频、痹证等。

2. 治疗部位

治疗腰椎间盘突出症选穴原则同毫针选穴，根据病症不同而辨证取穴。多选命门、腰阳关、腰俞、肾俞、大肠俞、气海俞、关元俞、志室、秩边、环跳、承扶、殷门、风市、委中、承山、飞扬、昆仑、束骨、阳陵泉、足三里、丰隆、太溪、丘墟、压痛点等腰臀部、患肢腧穴，双侧腰痛者，腰部可取双侧腧穴，病变部位较局限者，可一次埋完，病变部位较广泛者，可分组治疗。

3. 治疗方法

局部常规消毒后，右手用镊子夹持针柄，对准穴位，将皮内针横行刺入皮内，将直行的全部刺入约0.5cm，环形的留在皮外，为了便于刺入、减轻疼痛，左手将周围皮肤按紧，然后用镊子将黏有图钉型皮内的针胶，对准穴位，垂直刺入环形部分，用手按压即可。

4. 埋针时间

一般3~5天为宜。春、秋、冬天时间适当长点，夏天适当短点。2次埋针间隔时间：同一穴位起针后1周可再次埋针，不同穴位可以连续进行。若为疼痛疾病，埋针时间以疼痛缓解为度，不一定持续数日。

5. 注意事项

（1）埋针处不宜着水，以免感染。夏季多汗时，要检查埋针处有无汗浸皮肤发红等。

（2）埋针要选择易于固定和不妨碍肢体活动的穴位。

（3）埋针后，患者感觉刺痛或妨碍肢体活动时，应将针取出重埋或改用其他穴位。

（4）溃疡、炎症等部位禁用。

（5）出血性疾病禁用。

（6）足部埋针宜穿宽松的布鞋。

十六、埋线疗法

埋线疗法是通过埋线针，将羊肠线等埋入腧穴，经过针具和药线在穴位内持续产生的物理和化学作用，将其刺激信息和能量以及中药通过经络传入体内，而达到治疗疾病的一种治疗方法。埋线疗法适于腰椎间盘突出症的治疗，多用于腰椎间盘突出症不太重的治疗，或作为治疗后疗效的巩固，对于疼痛较重、难以忍受者，多作为辅助疗法。

1. 主治

多用于哮喘、胃炎、胃痛、腹泻、遗尿、尿失禁、糖尿病、面瘫、癫痫、颈椎病、肩周炎、腰椎间盘突出症、强直性脊柱炎、股骨头缺血坏死、痿证以及脊髓灰质炎后遗症、神经官能症等。

2. 选穴

埋线治疗颈椎病选穴原则同毫针选穴，根据病症不同而辨证取穴。多选命门、腰阳关、腰俞、肾俞、大肠俞、气海俞、关元俞、志室、秩边、环跳、承扶、殷门、风市、委中、承山、飞扬、昆仑、束骨、阳陵泉、足三里、丰隆、太溪、丘墟、压痛点等腰臀、患肢腧穴，双侧腰痛者，腰部可取双侧腧穴。每次选穴较体针少，约为 5 个穴位，穴位较多时，可分组选取，年轻、体质较壮者，可多选腧穴，年龄较大、体质较弱者，益少取腧穴。

3. 操作方法

局部皮肤常规消毒，戴无菌手套，以 0.5% ~ 1% 利多卡因麻醉，镊取一段约 1 ~ 2cm 长已消毒的羊肠线，放置在用特制的埋线针或腰椎穿刺针针管的前端，后接针芯，左手拇食指绷紧或捏起进针部位皮肤，右手持针，刺入倒所需的深度；出现针感后，边推针芯，边退针，将羊肠线埋植在穴位的皮下组织或肌层内，针孔处覆盖消毒纱布。15 天 1 次，下次可选已选的点，也可重新选点。由于刺激损伤及羊肠线（异性蛋白）刺激，在 1 ~ 5 天内，局部可出现红、肿、痛、热等无菌性炎症反应。少数病例反应较重，切口处有少量渗出液，属正常现象，一般不需处理。

4. 注意事项

（1）严格无菌操作，防止感染。

（2）两天内不要沾水，以防感染。

（3）发热病人不宜埋线。

（4）埋线最好埋在皮下组组织与肌肉之间，肌肉丰满的地方可埋入肌层，羊肠线不可暴露在皮肤外面。

（5）根据不同部位，掌握埋线的深度，不要伤及内脏、大血管和神经干，以免造成功能障碍和疼痛。

（6）皮肤局部有感染或有溃疡时不宜埋线。肺结核活动期、骨结核、严重心脏病或妊娠期等均不宜使用本法。

（7）腰腿剧痛难以忍受者，不宜埋线，或症状缓解后再埋线。

十七 、手足三针疗法

手足三针疗法是张显臣老师创立的以手足三针用以治疗颈肩腰腿痛、三叉神经痛和肋间神经痛等疑难病症快速止痛取效的疗法，对于腰椎间盘突出症也有较好疗效。

1. 手三针、足三针穴位

（1）手三针：后溪、中渚、间谷。

间谷穴：位于手阳明大肠经之三间与合谷两穴连线之中点，主治身体前面的疼痛或疾病。

中渚：位于手少阳三焦经的循行线上，在手背第四、五掌指关节间后方凹陷处，主治身体中部的疼痛或疾病。

后溪：位于手太阳小肠经的循行线上，第五掌骨小头后方尺侧，手小指外侧本节后陷中，主治身体背面的疼痛或疾病（图 5 –43）。

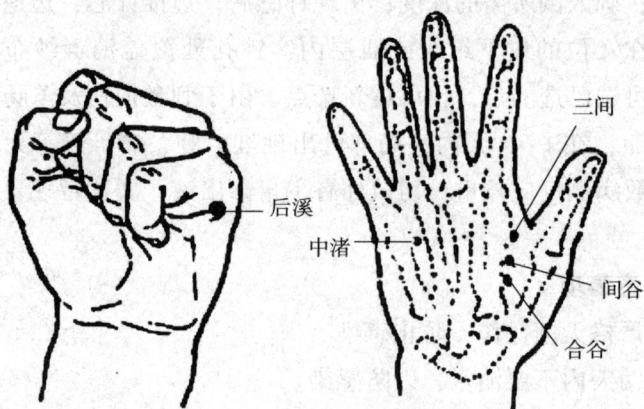

图 5 –43   手三针

（2）足三针：太冲、内庭、足临泣。

太冲，位于足厥阴肝经的循行线上，在第一、第二蹠骨的骨间隙中，当大趾本节后 1 寸 5 分凹陷中，以指轻按有动脉应指，主治为内。

内庭，位于足阳明胃经的循行线上，第二、第三蹠趾关节前当足次趾外间凹陷中，主治为中。

足临泣，位于足少阳胆经的循行线上，在第四、五跖骨结合部前方凹陷处，主治为外（图 5 - 44）。

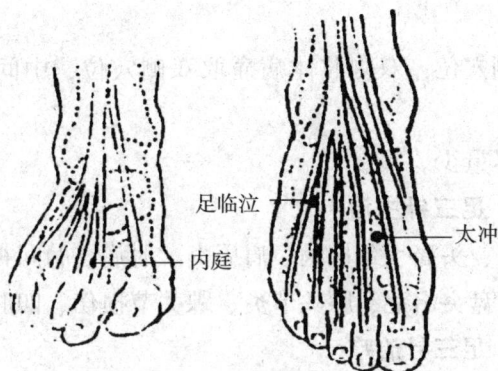

图 5 - 44　足三针

2. 手三针、足三针治疗作用机理

手三针位于手的三条阳经线上，足三针只有太冲位于足厥阴经线上，其他两个穴位均位于足之阳经线上。手三阳经的走向是从手指→手背→前臂→大臂→肩→颈→头面，与足之三阳经相接续。足之三阳从头到足，阳明行于前，少阳行于侧，太阳行于后。足三阴从足到腹，手三阴从胸到手，这样循环无端，息息相通，联络脏腑肢节，沟通上下内外，调节身体各部组织器官的通路，使人体成为一个有机的整体。手足三针瞬间强刺激后，其爆炸感将积聚的能量骤间激活，顺着经络快速运行，顺势冲破瘀滞的经络，使相连的经脉畅通，通则不痛，起着四两拨千斤的作用。

3. 手三针、足三针取穴原则

（1）循经取穴。根据经络所过，主治所及，以经络的循行线路进行取穴。

（2）经验取穴。一般来讲，巅顶痛、颈椎病、手颤抖、大小臂拘急、脊背痛、腰脊痛、尾骨痛、急性腰痛、扭伤、三叉神经痛、牙痛等手太阳经和督脉经的病痛，取后溪（后溪通于督脉）。肩前痛、肘痛，大、小臂桡侧痛麻，拇食指痛麻、牙痛等，取间谷。大小臂麻木疼痛、手指振颤、握物无力、肘痛等，取中渚。

（3）以手三针为主，足三针为辅。一般的病症，取手三针即可治愈，但腰腿痛足趾麻痹肿痛等，足三针是必用之穴，尤以足临泣为主穴。

（4）取患侧穴位，双侧肢体病痛取双侧穴位，中间痛取男左女右或双侧穴位。

（5）取穴尽量少。

4. 手三针、足三针主治

三叉神经痛、头痛、颈椎病、肩周炎、肘痛、肋间神经痛、腰椎骨质增生、腰椎间盘突出症、膝关节炎、踝关节损伤、四肢麻木等。

5. 手三针、足三针治疗

穴位常规消毒，医生的右拇、食指摄紧针体的锋端，使针尖露 1～1.5 厘米，先以左手拇指端稍用力向穴位点按即提起，右手之针迅疾刺入穴位，间谷、后溪为垂直进针，中渚、足三针均倾斜 30 度，中渚顺指间向手指刺，足三针向踝部刺，刺入达到一定深度，快速捻转提插强刺激，多有剧烈的、撕心裂肺的酸胀感，局部好像要爆炸一样，医生松开手指，令患者活动，如颈痛做摇头、勾头、后仰；肩臂肘痛做手臂的各种活动，腰痛做弯腰、侧弯等动作；腿痛做腿的各种活动等，一般是行针得气后疼痛即减轻或消失，如仍有疼痛，待活动到痛的姿势时，提插或左右轻旋，当一个痛的姿势消失，令其活动寻找疼痛的姿势再进行治疗。从进针、行针到收效出针一般是 1～2 分钟完成，如一针疗效不显著，可再取一穴。

6. 注意事项

（1）严格掌握针刺方向、角度。

（2）老年体弱、畏针者慎用。

（3）穴区皮损者禁用。

（4）由于刺激较强，易引起出血，对于出血者，应压迫止血。

（5）边治疗边活动。

第六章 小针刀疗法

小针刀疗法是朱汉章教授发明的，是将西医外科手术疗法和中医针刺疗法进行有机的结合而产生的一种既有外科手术剥离松解软组织痉挛、粘连，又有毫针刺激疏导经气的一种新疗法。小针刀疗法治疗腰椎间盘突出症，既可发挥针刺的作用进行经气调节、疏导经络，且针体较毫针粗、刺激量大、针尖为刀刃，对于经气聚结处、结节样、条索样反应物或压痛点可进行疏剥，疏导经气郁滞更迅速有效，疗效优于毫针，同时能直达痉挛、粘连痉挛病变处，进行剥离松解，减轻或解除突出部分对神经根的压迫和刺激。治疗腰椎间盘突出症疗效确切，不易复发，是一种较为理想的新型治疗方法。

一、治疗机制

小针刀形状像针刺疗法的毫针，可在机体各个部位施术，代替毫针进行治疗，但比毫针粗，直径 1mm 以上，末端有一 0.8mm 宽的刃，刃很小，刺入体内时，易避开神经、血管及重要脏器，拔出后同毫针一样，针眼很快愈合。同时有方向性，刃的方向同柄的方向一致，可随时掌握刀锋在体内的方向，便于操作时手法的实施。小针刀有一定钢度，比较锋利，可切开或剥离病变组织，又有一定弹性，可在体内旋转等运动，使用比较方便。

腰部在静止状态时，肌肉、韧带、骨骼等所有组织都有相对稳定的位置关系，以维持正常的力学状态，即静态平衡，如果肌肉、韧带、椎体等某一部位相对位置关系遭到破坏，不能维持正常的力学关系，即为腰部静态平衡失调。

腰部在活动时，肌肉、韧带、骨骼等组织都有不同的活动范围，以维持腰部的正常力学状态，即为腰部动态平衡，如果某一组织的正常活动范围遭到破坏，不能维持腰部正常的力学状态，即为腰部动态平衡失调。

腰椎间盘突出症是因腰部外伤、劳损、受凉等原因导致腰部一部分肌肉筋膜紧张、痉挛，另一部分松弛，长期的紧张、痉挛、变硬等牵拉，可出现反复少量出血，肌肉、筋膜、肌腱撕裂、断裂，在修复过程中形成粘连，粘连的存在又影响了肌肉筋膜的进一步活动，更易损伤、出血，进一步加重粘连、紧张、痉挛、变硬，腰椎由于不平衡力的牵拉可发生微小移位，移位的结果，使椎体及周围软组织更难保持平衡，处于一种静态和动态均失衡的状况，紧张、痉挛的肌肉、筋膜其应力点，即在腰椎体肌肉、肌腱的附着处，可出现少量多次出血、撕裂而形成粘连，也可由于长期牵拉、挤压，应力点代偿性钙化、骨化，形成骨质增生、椎间盘突出、椎体间隙变窄，椎体位置结构的改变，其周围韧带、关节囊等也随之发生改变，或紧张，或松弛，紧张可由于牵拉引起代偿性骨质增生，松弛可形成皱襞压迫邻近组织。腰部的经络因腰椎结构的改变和腰部粘连的影响而经气受阻，气血运行不通、经气郁结、聚结，可形成结节状、条索状反应物。循行腰部的经脉多循行于腿，腰部经脉郁滞也会影响腿部经气的运行，可因腿部经气郁滞、郁结而出现疼痛、麻木等。

小针刀治疗可深达肌肉、筋膜、韧带在骨的附着点，也多在粘连点进行剥离松解，可达腰椎间孔处进行松解，缓解神经根的压迫，也可在肌肉、肌腱、筋膜、韧带间的粘连、紧张、痉挛点进行剥离松解，以恢复腰腿部力的平衡，解除对神经、血管的压迫。还可顺着腰腿经络走向疏导经气、激发经气，疏剥结节状、条索状的反应物，以畅通经脉。如果配合手法整脊，恢复椎体的微小移位，效果会更好。

小针刀术松解剥离病变椎间盘周围组织和神经根周围组织，刺激椎间小关节处的韧带及黄韧带、棘间韧带、横突间韧带等，此处的神经血管感受器引起椎管内、椎间盘周围神经血管保护性修复，促使神经根炎性水肿的吸收和病变椎间盘的修复，从而达到病变椎间盘及周围组织的动态平衡和静态平衡。

　　小针刀使病变组织和压痛点处筋膜粘连得以松解，肌紧张得以恢复，局部血运障碍得以解除，血流量增加，微循环通畅，能迅速排泄代谢产物和致痛物质，从而消除病变部位及反射点的疼痛。

二、进针规程

　　腰腿部神经、血管丰富，多为一些神经主干、大血管，损伤后可引起一些全身症状等不良后果，所以进针必须按规程进行操作，不可越步操作。

1. 定点

　　在确定病变部位和搞清该处的解剖结构后，在进针部位用甲紫做一标记，局部常规消毒后，医生戴无菌手套，覆盖无菌洞巾。

2. 定向

　　使刀口线和腰、下肢部肌肉、血管、神经走向平行，将刀口压在进针点上。

3. 加压分离

　　右手拇、食指捏住针柄，其余三指托住针体，稍加用力不刺破皮肤，使进针点处形成1个长形凹陷，刀口线和腰部血管、神经、肌纤维走向平行，神经、血管就会被分离在刀刃两侧。

4. 刺入

　　继续加压，感到坚硬感时，说明刀口下皮肤已被推挤到接近骨质，稍一加压，即可穿过皮肤，进针处凹陷基本消失，神经、血管膨起在针体两侧，即可较安全地实施手术操作。棘上韧带、小腿较细处可用此方法。对于腰部肌肉、韧带间的粘连和腰部经气聚结处，多不深达骨面，加压时没有硬感，刺入后要摸索进针，不可过深，以防损伤神经、血管。臀、腿部肌肉较为丰厚，皮肤距骨距离较大，更要摸索进行，手法轻柔，松解紧张的筋膜，疏通经气郁结即可，不一定深入至骨，对于腰椎间孔等重要部位，要缓慢进针，边施手法边询问患者感觉，感到酸胀、酸麻感，可继续施术，感到触电感要停止施术，改变角度及方向，再进行施术。

三、操作方法

1. 纵行疏通剥离法

纵行疏通剥离法为小针刀最常用的治疗方法，粘连结瘢发生于腰部肌腱、韧带附着点时将刀口线和肌肉、韧带走向平行刺入患处，当刀刃接触骨面时，沿刀口线方向疏剥，面积较大时，可分几条线进行疏剥。适于腰部棘突、横突、臀部等。也可用于下肢、腰部经气聚结处，顺经络走行方向纵行疏剥，所不同的是不深达骨面，而在软组织中进行。

2. 横行剥离法

肌肉、韧带与骨发生粘连时，刀口线与肌肉、韧带走行方向平行刺入患处，当刀口接触骨面时，做与肌肉、韧带走行方向垂直铲剥，将肌肉、韧带从骨面上铲起，可感觉针下有松动感。适于经气聚结处的疏导，韧带、肌肉附着点的治疗。

3. 切开剥离法

几种软组织互相粘连结瘢，如肌肉与韧带、韧带与韧带互相结瘢粘连时，将刀口线与肌肉、韧带走行方向平行刺入患处，将相互间的粘连、结瘢切开。适于腰部软组织的损伤，也可用于经气聚结点的治疗，可不达骨面。也适于腰、腿筋膜粘连的治疗。对于筋膜，可纵行切开，也可十字切开。

4. 通透剥离法

某处有范围较大的粘连板结，无法进行逐点剥离，在板结处可取数点进针，进针点都选在肌肉与肌肉，或其他软组织相邻间隙处，当针接触骨面时，除软组织在骨面上附着点外，都将软组织从骨面铲起，尽可能将软组织互相间粘连疏剥开来，并将结瘢切开。多适于臀部压痛范围较大，粘连较重的治疗。

5. 切割肌纤维法

某处因肌纤维紧张、痉挛、变硬，引起功能障碍或疼痛，将刀口线沿肌纤维走向垂直刺入，切断少量紧张或痉挛的肌纤维，症状即可缓解。可用于腰部部分肌肉、筋膜痉挛，不可大量切断，也不可过深操作，以免刺伤神经、血管。此法较少运用。

四、治疗方法

腰椎间盘突出症由于腰部不平衡的相互影响，病变部位较为广泛，并且位置较深，腰椎棘突、横突、小关节及周围肌肉、肌腱、韧带、筋膜等均为发病部位，也是小针刀的治疗部位，由于腰部神经支配臀部、下肢，腰部的经脉多循行于下肢，腰椎间盘突出，局部经脉郁阻，经气不通，其臀部、下肢也会出现经气不通，经脉郁阻，反射性地出现臀部、下肢的放射痛、压痛，有的甚至以臀部、下肢症状为主要表现，所以臀部、下肢压痛点、结节样、条索样反应物也为重要的治疗部位，对于前者，针刀手法要重些，使筋膜、粘连得以充分松解，对于后者，粘连较轻，多为经气郁结、郁滞，宜用轻手法，刺入后稍摆动，疏通经气郁滞即可。

1. 腰椎棘上韧带的治疗

取俯卧位，局部常规消毒后，在压痛之棘突上进行针刀治疗（图6-1），刀口线与腰椎纵轴平行，针体与腰平面垂直，深度达到棘突顶部骨面，如压痛点在棘突顶部，即在棘突顶部松解，先纵行剥离，再横行剥离，如痛点在棘突上缘，将针体倾斜，使针体和下段腰椎成45°，如痛点在进针点棘突下缘，使针体与上段腰椎成45°，再斜进约4mm，先纵行剥离，再沿腰椎纵轴移动针身，向反方向移动90°，分别与上段腰椎、下段腰椎成45°，刀锋在棘突的上、下角骨面上进行剥离，先纵行剥离，再横行剥离，如有韧性结节，则行切开剥离。如压痛点偏于左或右侧，则治疗部位亦随之侧重。

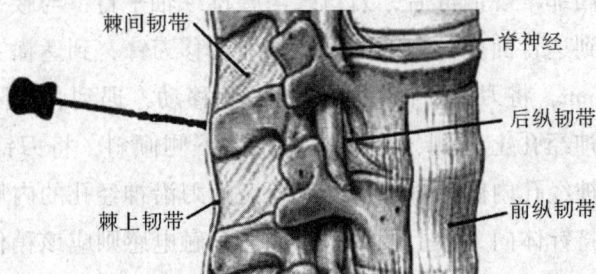

图6-1 腰椎棘上韧带的治疗

2. 腰椎棘间韧带的治疗

取俯卧位，局部常规消毒后，在压痛的棘突间进针刀，刀口线与脊柱纵轴平行，针体与腰平面垂直，当刀下有坚韧感，患者有酸感时，先纵行剥离两下（图6-2），再将针体倾斜与腰椎纵轴成30°，沿上下棘突的下上缘纵行剥离2~3刀，手下有松动感即可。

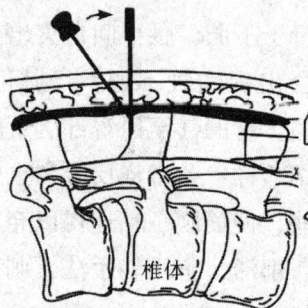

图6-2　腰椎棘间韧带的治疗

3. 横突间韧带、横突间肌的治疗

取俯卧位，腹下垫薄枕，在病变椎间盘上位椎体棘突旁开3~4cm处为进针点，局部常规消毒后，刀口线与腰椎纵轴平行，与腰椎平面垂直进针，到达骨面即为横突，调转针刀90°，使刀口线与横突纵轴平行，沿横突下缘，但不离开骨面，由外向内切开剥离横突间肌、横突间韧带，使之有松动感即可。

4. 椎间孔的治疗

取俯卧位，腹下垫薄枕，在病变椎间盘上位椎体棘突旁开3~4cm为进针点，局部常规消毒后，刀口线与腰椎纵轴平行，与腰平面垂直进针刀，刀锋到达骨面后，向外上倾斜向下转移刀锋，到达横突下缘时针刀再进1~2mm，将刀锋沿横突边缘向内侧移动，遇到骨性阻碍说明达到横突根部神经孔上外侧，将针体向肢体下侧倾斜，将刀锋转动90°，使刀口线与神经孔内侧的骨性边缘平行，针刀沿神经孔的内侧边缘转动或前进，并将针体向人体上段倾斜，如遇到触电感则应该稍作调整，如患者下肢坐骨神经有酸胀感，说明针刀已到神经根与粘连之间，沿神经根方向切开几刀，使神经根得到松解。

5. 关节突关节的治疗

取俯卧位，腹下垫薄枕，病变椎间盘椎间隙旁开 1～1.5cm 为进针点，局部常规消毒后，刀口线与腰椎纵轴平行，与腰平面垂直进针刀，到达骨面即为关节突关节，调换刀口线90°，切开剥离几刀。

6. 臀部的治疗

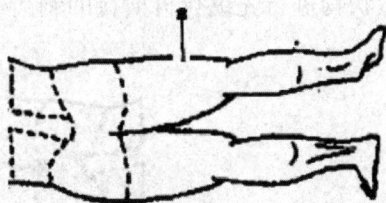

取俯卧位或侧卧位，在臀部压痛点即为进针点，臀部压痛点较大，中心点部位多为臀中肌止点，为进针点，局部常规消毒后，刀口线与臀中肌平行，与臀部平面垂直进针刀，进皮肤后即遇到浅层筋膜，进行切开剥离几刀，再进针刀，遇到坚韧抵抗感即进行切开剥离，到达骨面后，先进行纵行剥离，再横行剥离，疼痛范围较大时，可将针刀提到皮下，改变进针方向，但刀口线与臀中肌平行不变，朝不同方向进行切开剥离，遇到骨面，再进行先纵行、再横行的剥离，也可不深达骨面，只在软组织间松解，松解过程中，多有向患侧下肢放射的酸麻感（图6－3）。

7. 大腿外侧的治疗

取侧卧位，股外侧中下部为进针点，局部常规消毒后，刀口线与大腿纵轴平行，与大腿外侧平面垂直进针刀，进针过程中，遇到抵抗感，作通透剥离，到达骨面后，先纵行剥离，再横行剥离，如压痛范围较大，可上下取2～3点，也可于1点做完垂直部位后将刀锋提至皮下，针体向上下倾斜，再进行剥离几刀（图6－4）。

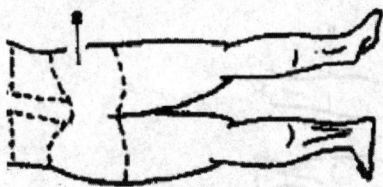

图6－3 臀部的治疗　　　　　　图6－4 大腿外侧的治疗

8. 大腿后侧的治疗

取俯卧位，大腿后侧中上部压痛点即为进针点，局部常规消毒后，刀口线与下肢纵轴平行，与大腿后侧平面垂直进针，进针过程中遇到抵抗感多为筋膜粘连，即切几刀进行通透剥离，进针要缓慢，摸索进针，如遇到触电感，说明碰到神经，稍退后改变进针角度以避开神经干，如遇到酸胀、酸麻感，即纵行切开几刀，再进行横行剥离（图6-5）。

9. 小腿后侧的治疗

取俯卧位，小腿中下部压痛点即为进针点，有时位于后正中线上，但多数稍偏外些，局部常规消毒后，刀口线与小腿纵轴平行，与小腿后面平面垂直进针刀，遇到抵抗感，或结节样、条索状反应物先纵行剥离几刀，再横行剥离，如遇到触电感，应稍退针改变进针方向，再进行剥离，到达骨面后再做先纵行后横行的剥离，也可不深达骨面，只在软组织间松解。小腿后侧压痛较广泛，可分几点施术，也叫选择主要点剥离（图6-6）。

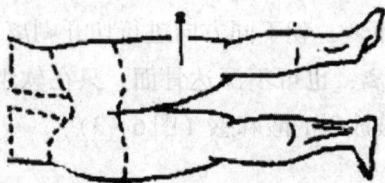

图6-5 大腿后侧的治疗　　　　图6-6 小腿后侧的治疗

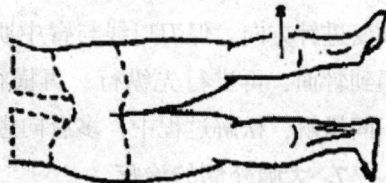

10. 小腿外侧的治疗

取侧卧位，小腿外侧压痛点即为进针点，局部常规消毒后，刀口线与小腿纵轴平行，与小腿外侧平面垂直进针刀，将压痛点和结节样、条索状物进行先纵行再横行的剥离（图6-7）。

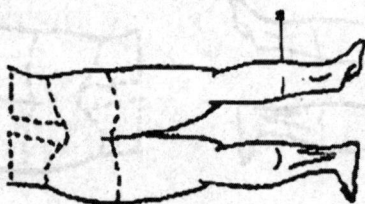

图6-7 小腿外侧的治疗

对于腰腿部的腧穴，如环跳、委中、承山、悬钟、肾俞、大肠俞等，局部常规消毒后，用轻手法剥离，以刺激腧穴、疏通经气、畅通经络。

治疗时，以上治疗点可根据病情、压痛的程度，适当选择腧穴，以腰部为主，兼顾臀部及下肢部位，每次选3~5个点，5天1次，根据病情，下次可选未治疗的点，也可选已治疗的点，腰部手法宜重些，臀、腿部手法宜轻些；远神经干部位宜重些，近神经干部位宜轻些。治疗时可选一个体位，也可选多个体位。对于畏针者，也可适当使用局麻药，以消除患者顾虑，治疗时可配合牵引，也可治疗后牵引，治疗期间，可配合手法治疗。

11. 侧隐窝的治疗

侧隐窝是硬膜外腔的侧前间隙，其内界是硬膜囊侧壁，外界是椎间孔内口，前界是椎间盘、椎体后缘，后界是小关节、黄韧带。脊神经经侧隐窝进入椎间孔。侧后方突出的腰椎间盘，恰在侧隐窝压迫神经根。取俯卧位，腹下垫一薄枕，病变椎间隙旁开 1～1.5cm 为进针点，局部常规消毒后，用 3 号针刀，刀口线与脊柱纵轴平行，垂直刺入，摸索进针，遇到较硬则为骨质，稍作调整，紧贴上下小关节突内侧缘进入，突破黄韧带有落空感，缓慢进行切割，如果有向下肢放射感则需要稍微调节，再进行切割，切 2 刀即可，切割手法不可幅度过大、次数不可过多。

12. 筋膜的治疗

腰椎间盘突出症患者多有腰、臀、腿部筋膜的紧张、发硬、粘连，表现为腰臀腿部发紧、发硬、发皱、发凉、酸沉、麻木等，或病变范围较广泛者，必须松解筋膜。取俯卧位或侧卧位，局部常规消毒后，于腰部、臀部、大腿部、小腿部等压痛、酸胀、沉紧、麻木部位为进针点，依次行先纵行再横行的十字切开剥离，使筋膜松解，可选几个点、十几个点不等，深度达深浅筋膜层即可，不必达骨面，有的只松解浅筋膜也可有较好的疗效，筋膜松解后筋膜的牵拉、压迫解除，肌肉、肌腱等得以放松，对神经、血管的牵拉、刺激缓解，血液循环增加，故症状逐步减轻。

五、注意事项

（1）腰部神经、血管丰富，在进针过程中，要摸索进针，遇到触电感或疼痛较重，说明刺到神经或血管，应稍退针并改变方向后再进针。

（2）腰腿部治疗部位多较深，应小幅度操作，以防刺伤重要神经、血管。

（3）术前必须摄 X 线片或 CT 检查，以诊断是否有骨质破坏或骨质疏松。对于肿瘤、结核等骨质破坏者，不能做小针刀，对于骨质疏松者要慎用。

（4）血友病、再生障碍性贫血等出血性疾病不能做小针刀，以防造成出血。

（5）局部有皮损或感染者不能做小针刀，以防发生感染。

（6）有高血压、心脏病、发热者要慎用小针刀，以免出现并发症。高血压、心脏病等严重内脏疾病可服药后再治疗，且手法宜轻，发热患者退热后再治疗。

（7）年老体质虚弱者要慎用，或先用局部麻醉药后再做小针刀。

（8）小针刀治疗时要严格无菌操作，以免发生感染。

（9）治疗期间卧床休息。

第七章 穴位注射

穴位注射疗法，是运用中西药物注入有关穴位来调整脏腑、经络功能，以治疗疾病的方法。为腰椎间盘突出症常用的治疗方法。

一、作用及特点

穴位注射具有穴位、针刺、药物的多种作用。药物注入穴位，给穴位一定量的刺激，通过穴位调节机体经络，进而调节脏腑气血的功能，而起到扶正祛邪、疏通经络的目的。穴位注射刺激穴位较针刺刺激量大，作用持久，根据所选穴位的特异性，而发挥不同的作用，如活血化瘀、祛风散寒、益气养血、补肾壮骨、温通经脉、舒筋活络、除痹止痛等作用。同时药物直接作用于腧穴，还具有一定的药理作用，弥散于穴位的药物，通过经络反射和经络循环途径，迅速并持续地作用于相应的脏腑器官，以平衡协调阴阳、调整脏腑。药物的作用不同其发挥的治疗作用也不相同，活血化瘀药具有活血化瘀、通络止痛的作用，多用于瘀血型腰椎间盘突出症；温经散寒药具有温通经脉、散寒止痛的作用，用于风寒型腰椎间盘突出症；补肾壮骨药具有补益肝肾、强壮筋骨的作用，用于肝肾亏虚型腰椎间盘突出症；益气药有补益脾胃、益气养血的作用，用于气血亏虚型腰椎间盘突出症，也用于有下肢麻木、无力者。因此穴位注射疗法不仅为针刺治病提供了多种有效的特异性穴位刺激物，而且为药物提供了有特异性的给药途径，是一种较为理想的治疗方法。

穴位注射与其他疗法相比，具有一些无法比拟的特点。

1. 复合作用

穴位注射既有针刺对穴位的机械作用、药物对穴区的刺激作用，又有药物的化学作用，且二者之间发生协同，具有复合作用，利于提高疗效。

2. 不良反应小

穴位注射药物为肌内注射的 1/3 ~ 1/5，耳穴更少一些，运用较小的剂量，即可获得和大剂量肌内注射同样的效果，由于用药量的减少，其不良反应也明显降低，尤其对不良反应较大的药物，穴位注射为一种较理想的给药途径。

3. 作用时间长

穴位注射刺激量大，药物吸收需要一定的时间，刺激穴位时间长，因此可维持较长的治疗时间。

4. 治疗时间短，易于掌握

穴位注射较针刺时间短，且注射方法比针刺手法简单，易于掌握。

二、常用药物

1. 常用中药

穴位注射多选用祛风散寒、活血化瘀、舒筋活络、补肾壮骨、补益气血、消肿止痛的中药。

（1）红花注射液

药物与含量：红花，每毫升相当于红花生药0.5g。

功效与主治：活血化瘀、消肿止痛，主治闭塞性脑血管病、冠心病、脉管炎、高脂血症、类风湿关节炎、颈椎病、腰椎间盘突出症等。

用法与用量：穴位注射、肌内注射，每日1次，每次1~2ml，也可用于静滴。

（2）秦艽注射液

药物与含量：秦艽，每毫升含秦艽生物碱5mg。

功效与主治：祛风除湿、舒筋活络，主治颈椎病、肩周炎、腰椎间盘突出症、风湿性关节痛等。

用法与用量：穴位注射或肌内注射，每日1次，每次2ml。

（3）川芎注射液

药物与含量：川芎，每毫升相当于生药100mg。

功效与主治：理气活血、祛瘀止痛，主治血瘀型腰椎间盘突出症、肩周炎、跌打损伤等。

用法与用量：穴位注射或肌内注射，每日1次，每次0.5~2ml。

（4）丹参注射液

药物与含量：丹参，每毫升相当于生药2g。

功效与主治：活血化瘀、通经止痛，主治血瘀型颈椎病、肩周炎、腰椎间盘突出症、冠心病、心绞痛、心肌梗死等。

用法与用量：穴位注射或肌内注射，每日1次，每次2~4ml，也可用于静脉滴注。

（5）黄芪注射液

药物与含量：黄芪，每毫升相当于生药2g。

功效与主治：补气固表、利水消肿、健脾祛湿、养血通脉。主治冠心病、肺心病、慢性肝病、慢性胃炎、上呼吸道感染、颈椎病、腰椎间盘突出症等。

用法用量：穴位注射、肌内注射、每日1次，每次2ml。静滴每次10~20ml，每日1次。

（6）川乌注射液

药物与含量：川乌，每毫升含乌头总生物碱0.05mg。

功效与主治：祛风除湿、散寒止痛，主治风寒型颈椎病、肩周炎、风寒湿痹、历节风痛、软组织劳损、四肢痉挛、腰椎间盘突出症等。

用法与用量：穴位注射或肌内注射，每日1次，每次2ml，心脏病患者慎用。

（7）丁公藤注射液

药物与含量：丁公藤注射液，每毫升相当于丁公藤2.5g。

功效与主治：祛风除湿、活血止痛，用于颈椎病、肩周炎、风湿性关节炎、坐骨神经痛、腰肌劳损、肥大性腰椎炎、外伤性关节炎、腰椎间盘突出症等。

用法与用量：穴位或肌内注射，每日1次，每次2ml。

（8）祖司麻注射液

药物与含量：祖司麻，每毫升含祖司麻0.5g。

功效与主治：祛风除湿、活血止痛，用于颈椎病、肩周炎、风湿性关节炎、类风湿关节炎、腰椎间盘突出症等。

用法与用量：穴位或肌内注射，每日1次，每次2ml。

（9）复方狗脊注射液

药物与含量：狗脊、穿山龙、红花、当归、独活、防风、桂枝、甘草。每毫升相当于生药0.65g，其中狗脊0.1g，穿山龙0.1g，红花0.1g，当归0.1g，独活0.05g，桂枝0.05g，甘草0.1g。

功效与主治：祛风除湿、强筋健骨，用于颈椎病、肩周炎、风湿性腰腿痛、软组织损伤、腰椎间盘突出症等。

用法与用量：穴位或肌内注射，每次2～4ml，每日1次。

（10）复方丹参注射液

药物与含量：丹参、降香。每毫升相当于生药2g，其中丹参、降香各1g。

功效与主治：活血化瘀、行气止痛。用于血瘀型颈椎病、肩周炎、心绞痛、心肌梗死、腰椎间盘突出症等。

用法与用量：穴位或肌内注射，每次2～4ml，每日1次，也可静脉滴注。

（11）复方三七注射液

药物与含量：三七、丹参、川芎、降香。每毫升相当于生药0.875g，其中三七0.125g，丹参0.25g，川芎0.25g，降香0.25g。

功效与主治：活血化瘀、消肿止痛、理气开窍。用于血瘀型颈椎病、肩周炎、腰椎间盘突出症、心肌梗死、心绞痛、冠状动脉硬化。

用法与用量：穴位或肌内注射，每次2～4ml，每日1次。

（12）通络注射液

药物与含量：羌活、独活、细辛、防风。每毫升相当于生药1g，羌活、独活、细辛、防风各0.25g。

功效与主治：祛风除湿、温经散寒、通络止痛。用于风寒型颈椎病、肩周炎、关节痛、腰腿痛、腰椎间盘突出症等。

用法与用量：穴位或肌内注射，每次2～4ml，每日1次。

（13）复方寻骨风注射液

药物与含量：寻骨风、当归、桂枝、红花、川乌、草乌。每毫升相当于生药 1g，其中寻骨风 0.35g，当归 0.25g，桂枝 0.15g，红花 0.2g，川乌，草乌各 0.025g。

功效与主治：舒筋活络、活血化瘀、温经散寒、祛风止痛。用于血瘀型及风寒型颈椎病、肩周炎、腰椎间盘突出症、风湿性关节炎、类风湿关节炎、坐骨神经痛、感染性多发性神经炎、三叉神经痛。

用法与用量：穴位或肌内注射，每次 2～4ml，每日 1 次。

2. 常用西药

（1）维生素 E 注射液

作用与主治：有抗氧化作用，用于治疗肌营养不良、肌萎缩脊髓侧索硬化、习惯或先兆流产、不育症、肝昏迷等。穴位注射用于治疗腰椎间盘突出症、颈椎病、腰腿痛等。

用法与用量：穴位或肌内注射，每次 5～50mg，每日 1 次。

（2）维生素 B_1

作用与主治：维持神经、心脏和消化系统的正常功能，促进新陈代谢，用于神经炎、食欲减退、颈椎病、肩周炎、腰椎间盘突出症的辅助治疗。

用法与用量：穴位或肌内注射，每次 100～200mg，每日 1 次。

（3）维生素 B_6

作用与主治：参与氨基酸与脂肪的代谢，用于神经炎、妊娠呕吐、颈椎病、肩周炎、腰椎间盘突出症的辅助治疗。

用法与用量：穴位或肌内注射，每次 100～200mg，每日 1 次。

（4）维生素 B_{12}

作用与主治：参与蛋白质的合成，用于维生素 B_{12} 缺乏性贫血、神经损害、颈椎病、肩周炎、腰椎间盘突出症的辅助治疗。

用法与用量：穴位或肌内注射，每次 50～200mg，每日 1 次。

（5）葡萄糖注射液

作用与主治：葡萄糖可补充水分和热量，穴位注射利用溶液渗透压对穴位的刺激作用，浓度越大，刺激性越大，用于颈椎病、肩周炎、腰椎间盘突出症的辅助治疗。

用法与用量：穴位注射 5% ～ 10% 葡萄糖注射液，每次 5 ～ 10ml，每日 1 次。

（6）甲钴胺注射液

①作用：甲钴胺是一种内源性的辅酶 B_{12}。在由同型半胱氨酸合成蛋氨酸的转甲基反应过程中，作为蛋氨酸合成酶的辅酶起重要作用。甲钴胺易转移至神经细胞的细胞器。从而促进核酸和蛋白质的合成。促进轴索内输送和轴索再生对由链脲菌素引起糖尿病大白鼠的坐骨神经细胞，可使轴索结构蛋白质的输送正常化。

②主治：末梢性神经障碍。因缺乏维生素 B_{12} 引起的巨红细胞性贫血。

③用法与用量：末梢性神经障碍，成人一日 1 次 1 安瓿（含甲钴胺 $500\mu g$），一周 3 次，肌注或静注。巨红细胞性贫血，成人一日 1 次 1 安瓿（含甲钴胺 $500\mu g$），一周 3 次，肌注或静注。投药约两个月后，作为维持治疗 1 ～ 3 个月 1 次 1 安瓿。穴位注射，1 次 $500\mu g$，二日一次。

三、穴位选择

腰椎间盘突出症穴位注射原则同毫针针刺一样，都是根据针灸治疗的原则进行选穴，但穴位注射与针刺又不尽相同，其具体选穴原则如下。

1. 少而精

穴位注射与针刺相比就是取穴较少，每次 3 ～ 5 个穴位，可以说是少而精，如果穴位较多时，可分组交替进行，也可主要穴位用穴位注射，次要穴位用针刺法。

2. 辨经选穴

根据腰椎间盘突出症的发病部位、临床症状、体征等辨证分经，看属哪一经还是几个经病变，然后依照远近选穴法、循经选穴法等选取相应的穴位，常用穴位为：肾俞、气海俞、大肠俞、环跳、风市、承扶、殷门、秩边、委中、承山、飞扬、阳陵泉、足三里、丰隆、三阴交、太溪、阳交、昆仑、丘墟等。

3. 阳性反应点

腰椎间盘突出症患者，通过详细的检查，会发现一些阳性反应点，如压痛点、按压疼痛麻木放射点、结节样、条索样反应物等，这些反应点，有的在腰部，有的在臀部，有的在下肢等，都是治疗的重点部位，也是穴位注射的选穴部位，随着治疗的进展，这些阳性反应点逐渐消失。

4. 经验选穴

有些穴位对腰椎间盘突出症有较好的治疗作用：腰痛穴、臀痛穴、膝痛穴详见平衡针部分。

四、操作方法

1. 操作程序

根据腰椎间盘突出症所选穴位和用药量的不同选择合适的注射器、针头，一般用5ml、10ml注射器，5号针头，取俯卧位或侧卧位，局部常规消毒后，用快速进针法刺入，然后上下提插，探得酸、胀、沉等得气感，回抽无回血，即可推注药液。如果有触电感，则稍改变进针角度，推药速度视患者体质、患者反应不同而有所区别。体质弱者用轻刺激、缓慢推注药液；体质强者用重刺激、较快推注药液。如推注过程中患者反应较强者，可放慢速度，如反应较小者，可适当加快速度。对于畏针者，可加入少量局麻药。

2. 注射角度、深浅

根据穴位位置不同选用不同进针角度，腰部、臀部多垂直刺入，下肢部可垂直也可向上斜刺进入。进针深度一般2～3cm，以患者出现酸、胀、沉感为度。环跳、秩边针深约6cm，承扶、殷门约5cm，肾俞、气海俞、大肠俞、风市、承山、飞扬、足三里、丰隆约4cm，阳陵泉、三阴交、阳交约3cm，昆仑、丘墟约2cm。患者胖者，可稍深些，患者瘦者，可稍浅些，肌肉丰厚处，可稍深些，肌肉较薄处，可稍浅些，特殊部位，以出现要求的针感为准。

3. 药物剂量

腰椎间盘突出症每穴注射1～2ml，每次5～10ml。

4. 疗程

穴位分 2～3 组交替进行，每次 3～5 个穴位，每日或隔日 1 次，反应强烈者可 2～3 日 1 次，10 次为 1 个疗程。

五、注意事项

1. 注意寻找针感

一般多产生酸、胀、麻、沉的得气感，如没有针感，则应稍微改变角度继续寻找。

2. 无菌操作

严格按照无菌操作，以防感染。

3. 严格配伍禁忌

注射前检查药液有无化学反应，如有混浊、絮状物，则不能使用。

4. 避开神经干

腰部神经较丰富，穴位注射时，应避开神经干，如针尖触到神经干，患者有触电感，要稍退针，然后注入药液。

5. 其他

年老体弱者，注射部位不宜过多，用药量应稍减。

第八章　封闭疗法

封闭疗法是通过局部注射局部麻醉药和糖皮质激素，抑制局部炎症渗出，改善局部神经肌肉的营养状况而达到消肿止痛的一种治疗方法。因具有良好的消炎止痛效果，故是骨科常用的治疗方法，对于腰椎间盘突出症也有较好的疗效。

一、封闭的作用

1. 止痛

封闭疗法的局部麻醉药能消除传向神经系统病理冲动的来源，阻断了局部病变发出的疼痛信号，使疼痛感减轻或消失，从而达到临时止痛的作用。

2. 保护神经系统

局部麻醉药消除了疼痛，阻断了疼痛的恶性循环，使神经系统得到休息和调整，从而达到保护作用。利于神经功能的恢复。如加入营养神经药物，则恢复更快。

3. 消除肌肉紧张痉挛

局部麻醉药由于消除了原发病灶的疼痛刺激，缓解了反射性肌紧张、肌痉挛的继发因素，使腰部肌肉松弛、舒缩有序，临时消除了肌肉紧张、痉挛，远期亦有一定效果。

4. 促进局部血液循环

由于局部肌肉紧张、痉挛的消失，使局部血供增加，促进了血液循环，改善了局部微循环和肌肉的营养状况。

5. 消除炎症

封闭疗法中的糖皮质激素能抑制非感染性炎症，减轻充血，降低毛细血管的通透性，抑制炎症的浸润和渗出，而局部麻醉药能改善局部血液循环，增加新陈代谢，加速代谢产物和水肿、炎症的消散吸收，从而达到协同作用，消除炎症。

6. 解除对神经的压迫、刺激

局部炎症消除，消除了炎症对神经根的刺激，水肿的消失，使突出部位变小，减轻了对神经根的压迫，使神经根有更大的活动空间，从而达到减轻，甚至解除对神经的刺激、压迫，而达到消除临床症状的目的。

二、常用封闭药物

1. 普鲁卡因

（1）药理作用　具有较好的局部麻醉作用。局部注射 1～3min 后可阻断各种神经末梢、神经干的传导，从而抑制痛、触、压等感觉，药量及作用时间充足，亦能抑制运动神经，同时可使局部血管扩张，易被吸收入血。局部麻醉药持续时间短，仅 30～45min。普鲁卡因与糖皮质激素混合后不发生物理或化学反应。故可用于封闭疗法。普鲁卡因能阻断从病灶向中枢神经系统的劣性刺激传导，有利于局部组织的营养，使封闭的病变部位的症状不能向中枢传导，从而达到缓解作用。

（2）用量　每次不超过 1g，常用 0.25%～0.5% 普鲁卡因 2～20ml 与糖皮质激素混合使用。

（3）不良反应　常用剂量一般不会引起不良反应，轻度中毒者可有眩晕、恶心、脉速、呼吸急促而不规则、肌肉抽搐等，但很快即可恢复，较大剂量可出现不安、出汗、谵妄、兴奋、惊厥、呼吸抑制等。对中枢神经兴奋者可给予巴比妥类药物，呼吸抑制可给予尼可刹米、洛贝林等呼吸中枢兴奋药物。

（4）过敏反应　极少数患者可出现皮疹、皮炎、哮喘，甚至过敏性休克。因此用药前应首先询问过敏史，对过敏性体质者做皮内过敏试验，一旦出现过敏性休克，立即注射肾上腺素、异丙嗪、肾上腺糖皮质激素等。

2. 利多卡因

（1）药理作用　局麻作用较普鲁卡因强两倍，持续麻醉时间长一倍，毒性也相应加大，穿透性、扩散性强，主要用于阻滞麻醉和硬膜外麻醉。还具有抗心律失常作用，对室性心律失常疗效较好，作用时间短暂，无蓄积性，反复使用，不抑制心肌收缩力，治疗剂量血压不降低。

（2）用量　常用剂量为 0.5%～1% 利多卡因 10～15ml，1 次不超过 0.4g。

（3）不良反应　常用剂量一般不会引起不良反应，但不良反应的发生率比普鲁卡因高，轻者有头晕、眼发黑，重者为骨骼肌震颤或抽搐，对抽搐者可给予苯巴比妥、苯妥英钠等。心肝功能不全者，应适当减量。禁用于二度、三度房室传导阻滞、有癫痫大发作史、肝功能严重不全者。

3. 布吡卡因

（1）药理作用　为长效局部麻醉药，麻醉效能比利多卡因强 4 倍，一般给药后 4～10min 作用开始，15～20min 达到高峰，用其 0.5% 的溶液加肾上腺素作硬膜外阻滞麻醉，作用可持续 5h，弥散度与利多卡因相仿。本药在血液里浓度低，体内蓄积少，作用持续时间长，为一种比较安全的长效局部麻醉药，临床上不仅用于麻醉还用于神经阻滞。

（2）用量　局部浸润麻醉浓度，成人一般用 0.25%，儿童用 0.1%，小神经阻滞用 0.25%，大神经阻滞用 0.5%，硬膜外麻醉用 0.5%～0.75%，用量小儿为 1～2mg/kg，成人一次量不超过 100mg。

（3）注意　与碱性药物混合会发生沉淀。

4. 糖皮质激素

由肾上腺素皮质束状带细胞合成和分泌，更多的是人工合成品，它们对糖的代谢作用强、对钠钾的代谢作用弱，主要影响糖和蛋白质的代谢，特别能对抗炎症，封闭治疗腰椎间盘突出症，主要是用其抗炎作用。

（1）药理作用　抗炎作用，能抑制炎症，减轻充血，降低机体毛细血管的通透性，抑制炎性浸润和渗出，抑制纤维细胞的增生和肉芽组织的形成，防止炎症的粘连、瘢痕。此外，还有抗中毒、抗过敏、抗休克作用等。

（2）用法与用量　可以静脉给药、肌内注射、局部封闭等。局部用量：①氢化可的松每次 12.5～50mg。②可的松每次 25～100mg。③泼尼松每次 12.5～75mg。④泼尼松龙每次 12.5～75mg。⑤地塞米松每次 5～10mg。⑥曲安奈德每次 1～2mg。

（3）注意事项

糖尿病：糖皮质激素可促进糖原异生，减降组织对糖的利用，使血糖升高，减少肾小管对葡萄糖的再吸收，从而诱发糖尿病或使病情加重，故糖尿病患者禁用。

高血压：糖皮质激素可使血中胆固醇含量增高，并可使水和盐潴留，从而使血压更加增高，故高血压患者应慎用。

心脏病：心脏病患者往往有慢性水钠潴留的水肿症状，糖皮质激素有不同程度的水钠潴留及排钾作用，能使心脏病加重，故心脏病患者少用。

活动性溃疡病、活动性结核病：糖皮质激素能抑制蛋白质的合成及增加其代谢，易致溃疡病出血、穿孔，可使活动性结核病扩散。

三、封闭方法

（一）治疗方法

1. 棘上韧带封闭

取俯卧位，在腰椎棘突找到明显压痛点，并寻找压痛偏于棘突上部还是下部、偏左侧还是右侧。局部常规消毒后，持注射器快速刺入，然后慢慢至棘突进行注射，根据压痛位置分层向周围肌肉、筋膜浸润，如有多个棘突压痛，则应多点同时治疗（图 8-1）。

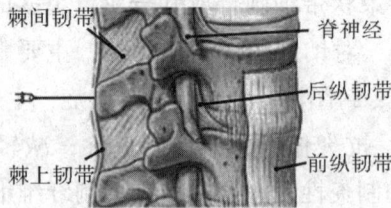

图 8-1　棘突封闭

2. 棘间韧带封闭

取俯卧位，腹下垫枕，腰椎棘间的压痛点即为穿刺点，局部常规消毒后，垂直快速进针，先在棘间韧带上浸润，再逐渐做扇形注入，刺至棘间韧带基底部，抽吸无脑脊液，推注余下药液（图8-2），使棘间韧带及周围组织都能得到浸润，多个棘间韧带压痛，逐一注射。

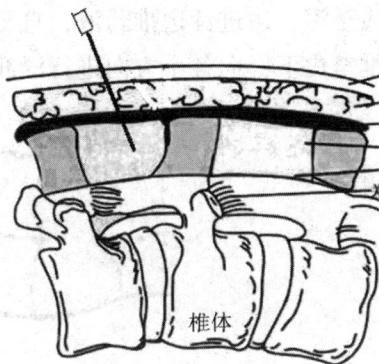

椎体

图8-2　棘间韧带封闭

3. 关节突关节封闭

取俯卧位，腹下垫枕，病变椎间隙旁开0.5~1cm为进针点，局部压痛明显，常规消毒后，持注射器快速刺入，边进针，边回吸，边注射（图8-3）。医生感觉针刺处有坚韧感，说明已触及关节囊，即为腰椎关节突关节处，推注药液，并对关节突周围的肌肉、韧带进行浸润推注，多个关节突压痛，多个分别封闭。

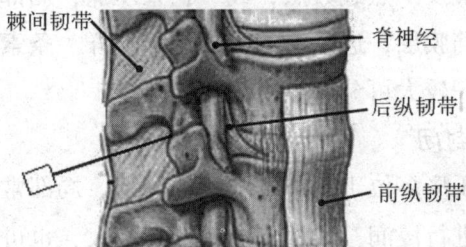

棘间韧带　　　　　　　脊神经
　　　　　　　　　　　后纵韧带
　　　　　　　　　　　前纵韧带

图8-3　关节突关节封闭

4. 横突间封闭

取俯卧位，腹下垫枕，棘突间旁开3~4cm为进针点，局部常规消毒后，垂直进针，先触及横突进行浸润，再将针向上或下斜行刺入横突间，抽吸无回血，推注药液，对横突间肌、横突间韧带进行浸润，推药较多时，可浸润神经干，甚则到椎间孔。

5. 臀部封闭

取俯卧位或侧卧位，臀部压痛点较为广泛，面积较大，位于臀中肌部，在臀大肌与阔筋膜张肌之间上部，局部常规消毒后，垂直进针，由浅至深，边进针边推药液，直至骨面（图8-4），面积较大时，将针尖推至皮下，向各个方向进行浸润。

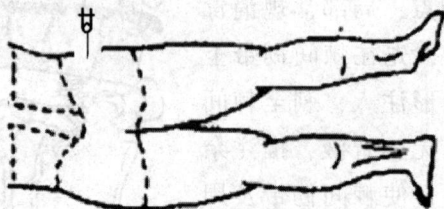

图8-4　臀部封闭

6. 大腿后侧封闭

取俯卧位，大腿后侧压痛点多位于腘窝中点与臀部皮褶中点的连线上。臀部皮褶中点封闭点：位于臀部与大腿皮肤连接处中点，为臀下皮神经穿出处，多有压痛，局部常规消毒后，垂直刺入，直达深筋膜层，可有沿臀下皮神经放射胀痛感，进行浸润，不深至股骨（图8-5）。股后中线封闭：可触及一点或数点，或一长条压痛，局部常规消毒后，垂直进针，直达深筋膜层，进行浸润，如遇结节样、条索样反应物，一并浸润，多点或面积较大可分两点浸润。

7. 大腿外侧封闭

取侧卧位，压痛多位于股外侧中线中下部，局部常规消毒后，垂直进针，对深筋膜进行浸润，如遇点多或面积较大，也可分为两点进行浸润（图8-6）。

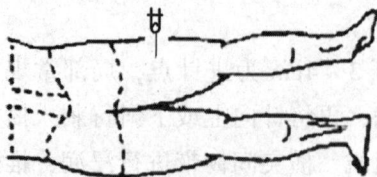

图8-5　大腿后侧封闭　　　　图8-6　大腿外侧封闭

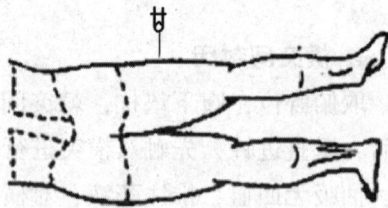

8. 小腿后侧封闭

取俯卧位，$L_5 \sim S_1$ 椎间盘突出症多有小腿疼痛、压痛。甚则比腰部症状明显，疼痛、压痛多位于小腿中线中部、中上部、中下部、中部偏外，局部常规消毒后，垂直进针，达深筋膜层，进行浸润，点多时可分别浸润，有结节样、条索样反应物一并浸润（图8-7）。

9. 小腿外侧封闭

取侧卧位，压痛点多位于小腿外侧中线，局部常规消毒后，垂直进针，达深筋膜层，推注药液进行浸润，压痛面积较大时，可分别浸润（图8-8）。

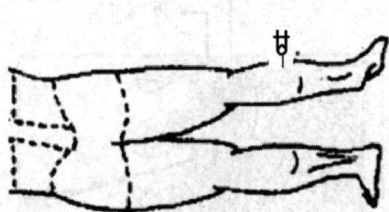

图8-7　小腿后侧封闭　　　　　图8-8　小腿外侧封闭

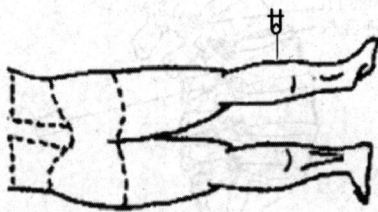

腰椎间盘突出症患者往往痛点较多、压痛范围较大，每次可选3~5个压痛明显的点封闭，每个点3~5ml，每周1次，3~4次为一个疗程，但一般不长期使用。

（二）注意事项

（1）封闭药物含糖皮质激素，副作用较大，其他方法无效者，方可应用，且只用于急性无菌性炎症较重者，不宜长期应用。

（2）严格无菌操作，以防感染。

四、神经阻滞

1. 腰椎间孔阻滞

取俯卧位或侧卧位，髂后上棘向头做脊柱的平行线，再在所要注射的腰棘突下缘，做脊柱的垂直线，其交叉点即为穿刺点，局部常规消毒后，垂直进针，可找到腰椎横突，推注少量药液浸润，将针头滑向横突上缘，以50°角向头慢慢进针，即为椎间孔处，回吸无回血、脑脊液，注入药物，患者可有酸胀感（图8-9），也可将针滑向横突下缘，以同样方法阻滞下一个椎间孔。

2. 腰椎椎管硬膜外阻滞

取俯卧位，病变棘突下缘旁开约1cm为进针点，局部常规消毒，垂直快速刺入皮肤，逐渐进入至骨面，即为关节突关节，注药少许，将针头拔出少许，向关节突关节内侧移动，紧贴关节内壁缘进针，有一突破感，即为穿过黄韧带，回吸无回血、脑脊液，注入部分药液（图8-10），注射时无阻力，说明针尖已在硬膜外腔后侧，注入剩余部分药液。

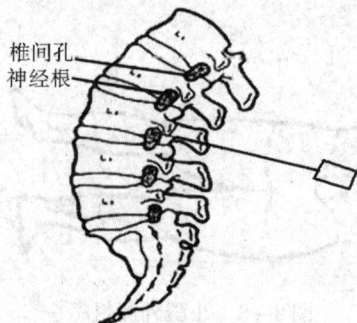

图8-9 腰椎间孔阻滞

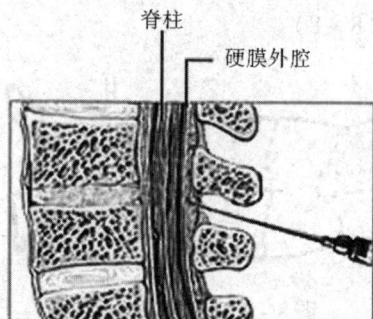

图8-10 腰椎椎管硬膜外阻滞

3. 腰大肌肌间沟阻滞

取健侧在下的侧卧位或俯卧位，脊柱弯曲抱膝，$L_3 \sim L_4$ 椎间隙旁开3～4cm为进刺点，局部常规消毒后，垂直进针刺入皮肤，逐渐进针至 L_4 横突，注入少量药液，再将针斜向上方刺约1cm，有一落空感，即进入腰大肌肌间沟，可有向下肢的放射感，推注药液（图8-11）。

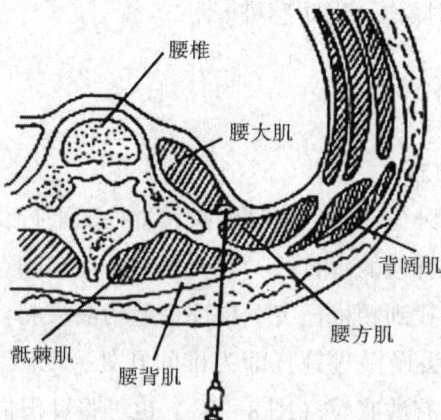

图8-11 腰大肌肌间沟阻滞

4. 腰神经后支阻滞

取俯卧位，大体在横突背面可找到外侧支，在关节突的外侧面或内下方可找到内侧支。具体为平 $L_2 \sim L_4$ 棘突向外 $2 \sim 5cm$，分别阻滞 $L_1 \sim L_3$ 后支的内侧支，L_5 棘突与髂后上棘连线中点附近，阻滞 $L_4 \sim L_5$ 后支的内侧支，平 $L_2 \sim L_5$ 棘突向外 $3.5 \sim 4cm$，分别阻滞 $L_1 \sim L_4$ 后支的外侧支，紧贴髂后上棘内侧面扇形阻滞 L_5 后支外侧支，确定病变腰神经的位置，局部常规消毒，患者在疼痛区有放射感或酸胀感，回吸无回血、脑脊液，缓慢注入 $5 \sim 10ml$ 药液。

一般只选一种神经阻滞方法，每周 1 次，下次可用同样的神经阻滞法，也可用其他的神经阻滞法。$3 \sim 4$ 次为 1 疗程，神经阻滞一般不长期运用。

五、枝川疗法

枝川疗法是日本医学博士枝川直义创立的运用体壁内脏相关学说，通过指压诊察患者体表的肌肉硬结，以低浓度的类固醇和生理盐水浸润注射，以解除患者肢体和脏器疾病的一种疗法。

1. 治疗原理

（1）内脏体壁相关论 在胚胎时期，能够使体壁运动的横纹肌和使体内脏运动的平滑肌均来自中胚层，其外部的外胚层是支配它们的神经组织，随着胚胎的发育，神经发出分支并跟随肌肉延伸，因此神经与肌肉、肌肉与肌肉、体壁与内脏之间从胚胎时期即有了密切联系，各感受器相互作用，协调而达到统一。

（2）脊神经前后支支配肌相关论 脊神经前支支配肌部的病变，在脊神经后支支配肌的范围多有应激反应，前支部位给予治疗，疏忽了后支支配部，诱发了治疗后不适或潜在的复发因素。项、背、腰骶均为脊神经后支支配区，脊神经后支相应的脊神经前支支配部也能找到肌硬结。

肌硬结的病理基础就是软组织的慢性无菌性炎症，也是微循环血管壁基底膜通透性增加和组织的酸中毒，而肾上腺皮质激素具有消除和减轻这种病理改变和抗炎作用，生理盐水对组织硬结及痛点产生刺激治疗作用。

2. 肌硬节的查找

根据患者的陈述，在相应脊神经支配肌处，用力按压皮肤直至深层肌肉，了解肌硬节的程度和范围，也可出现压痛点、皮肤灰暗处等。

3. 枝川疗法的适应证

无病名疼痛综合征，软组织损伤性疼痛，久治不愈的迁延性疼痛，如慢性结肠炎，面肌痉挛，颈、腰椎病，顽固呃逆等，器质性疾患的辅助治疗。

4. 治疗方法

配制注射液，每 10ml 生理盐水加 0.3mg 地塞米松，对注射部位疼痛敏感者，每 10ml 加入 1~1.5ml 2% 利多卡因。暴露肌硬节部位，局部常规消毒后，每个肌硬节注射枝川注射液约 3~5ml，同一部位要向多个方向注药，使肌硬节被充分浸润，总量不超过 40ml。腰椎间盘突出症多注射腰椎旁、臀部、下肢后侧、外侧等处的肌硬节。3 天 1 次，10 次为 1 个疗程。

六、骶疗

骶疗也称骶管滴注疗法，又称液体刀，是通过骶管经硬膜外腔注入药物，药物直接作用于突出的椎间盘和受压的神经根，使局部无菌性炎症和神经根水肿引起的症状得到缓解。

1. 骶疗的作用

骶疗是向骶管内注射生理盐水、糖皮质激素、局部麻醉药、维生素等药，具有以下作用。

（1）分离受压的神经　骶疗是以较快速度注入骶管，液体在骶管腔内迅速扩散，在腔内形成一定的压力，冲击力能使粘连的组织分离，使牵拉、受压的神经根得以分离、松解。

（2）消除炎症　糖皮质激素能减轻甚则消除局部的无菌性炎症，大量的液体还能稀释和带走局部代谢产物，减轻局部炎性反应。

（3）营养神经　液体中的神经营养药物，如维生素 B_6、维生素 B_{12}、维生素 B_1 等可直接为神经根提供营养，使受压的神经恢复功能。

（4）活血化瘀　改善微循环，局麻药能阻断疼痛的恶性循环，抑制神经末梢的兴奋，能使局部血管扩张，血液供应改善，而起到活血化瘀、改善局部神经支配区域微循环的作用。

2. 骶疗的适应证

颈、腰椎间盘突出症，椎管狭窄，坐骨神经痛，腰肌劳损，强直性脊柱炎。

3. 药物配方

2%利多卡因 3~5ml，氟美松 30mg，维生素 B_{12} 500mg，维生素 B_1 100mg，维生素 B_6 100mg，也可加入 ATP、辅酶 A 等神经营养药、复方丹参等活血化瘀药。

4. 操作方法

取俯卧位，小腹下垫枕使骨盆稍抬高，暴露出骶尾部。先摸清尾骨尖，沿中线向上约 3~4cm，触及一弹性凹陷，即为骶裂孔，在骶孔两侧可触及蚕豆大的骨性隆起为骶角，两骶角连线中点即为穿刺点，做好标记。

局部常规消毒，铺无菌洞巾，从穿刺点垂直或斜向上进针，有落空感即进入骶管（图 8-12），针管斜 30°进针 1cm，回抽无脑脊液、回血，稍推药无阻力，即将小剂量 30ml 药液缓慢推入，先推注 5ml，观察 5min 无不

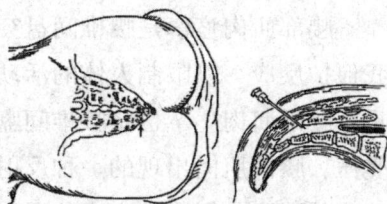

图 8-12　骶管疗法

良反应，再推完剩余药液，创可贴覆盖，平卧 30min。大剂量药液 250ml 静滴，每分钟 30 滴，1.5h 滴完。1 周 1 次，4 次为 1 疗程。

5. 注意事项

（1）严重贫血，高血压，糖尿病，心功能不全者禁用。

（2）不要突破硬脊膜，以防脊髓麻醉，出现意外事故。

（3）严格无菌操作，以防感染。

第九章　推拿疗法

推拿疗法是在中医理论指导下，结合现代医学解剖知识，根据疾病的病因、病理变化，运用特定的手法作用于人体特定穴位或病变处，以治疗疾病的一种方法。

推拿治疗腰椎间盘突出症历史悠久，疗效确切，患者乐于接受，尤其是畏针者，适用于腰椎间盘突出症的各期治疗。

一、作用原理

（一）舒松腰肌、缓解痉挛

腰部肌肉痉挛是腰椎间盘突出症的一种主要症状，是人体的一种自我保护反应，以限制人体的活动，防止腰椎间盘突出症症状的进一步加重。腰部肌肉痉挛也是腰椎间盘突出症的一种病理表现，可由于神经根受压，腰部肌肉出现的一种反射性痉挛疼痛，也可由于劳动或运动不慎造成的腰肌的损伤，出现的紧张、痉挛的一种保护性反应。

通过对腰部肌肉施以各种手法，可以加速局部的血液循环，使紧张的腰部肌肉舒松，还可以拉伸挛缩的腰部肌肉纤维，达到舒松腰肌，缓解痉挛的目的。

（二）活血化瘀、消肿止痛

瘀血阻滞，疼痛是腰椎间盘突出症的又一主要症状，推拿手法可促使局部温度升高，毛细血管扩张，加速局部的血液循环，改善微循环，使代谢产物加速外排，内阻的瘀血得以吸收，以达到消肿止痛的目的。

（三）整骨理筋、矫正移位

腰椎间盘突出症多因劳损或外力使椎间盘周围的韧带损伤，髓核移位而致，通过特定的推拿手法可以促使畸形得以矫正、筋脉得以理顺、突出的腰椎间盘髓核不同程度的回纳复位，达到治疗的目的。

（四）调和气血，健骨壮腰

腰椎间盘突出症由于影响下肢及腰部的活动，若不能及时治愈，日久可以导致气血失调，腰部、下肢部筋骨肌肉失于濡养，出现肌肉痿弱无力（尤其是股四头肌、臀中肌、腓肠肌）等正虚现象，在此施以推拿手法可帮助机体进行被动的功能锻炼。具有调和气血、保持阴阳平衡，提高整个身体素质的作用，促使腰椎病的恢复。

明代医家周于藩曾说："缓摩为补。"通过缓慢柔和的手法，来调和气血，促使上述萎缩肌肉的恢复。正如《灵枢》所说："血和则筋脉流利，营复阴阳，筋骨强劲，关节清利矣。"

（五）温经通络、疏风散寒

腰椎间盘突出症因气血凝滞或感受风寒湿邪，致使经络不通，出现腰部、下肢部疼痛症状。通过推拿手法，促进血液循环，从而达到温通经络、疏风散寒的目的。正如《素问·血气形志》篇所说："形数惊恐，经络不通，病生于不仁，治之以按摩醪药。"《素问·举痛论》曰："寒气客于背俞之脉，故有相应而用，按之则热气至，热气至则痛止矣。"

二、禁忌证

（1）腰椎间盘突出症伴脊椎滑脱者。

（2）老年体弱，有心脏病，骨质疏松的腰椎间盘突出症患者。

（3）腰椎间盘突出症的妇女在怀孕和月经来潮时不宜采用推拿疗法治疗，以免引起流产或月经量过多。

（4）腰椎间盘突出症患者不宜在空腹时做重手法，以免晕倒。

（5）情绪紧张、惧怕做手法的腰椎间盘突出症的患者。

三、手法治疗

对于腰椎间盘突出症采用手法治疗，现国内有多种独特的治疗方法，有采用轻手法，以缓解肌肉痉挛及神经根的刺激症状为主的；有应用腰部旋转复位法，促使髓核回复的；也有的采用硬膜外麻醉下大推拿，牵拉受压的神经，促使髓核回纳的。各种推拿手法孰优孰劣，不可一概而论。根据患者的体征、症状、病情的轻重、患者的年龄、病变髓核突出的部位选择采用下列治疗手法，若采用某种治疗手法效果不佳，可采用其他的手法进行治疗，治疗过程中切忌手法粗暴，急于求成。在每做好一个手法后，都需重复一次腰部放松手法，再进行下一步的整骨手法。

(一) 站位背法

医者与患者背靠背站立，医者双肘扣住患者双肘弯部，然后弯腰屈膝挺臀，将患者反背起，使其双脚离地，以牵伸患者腰部脊柱，再做快速伸膝挺臀动作，同时以臀部着力颤动或摇动患者腰部（图9-1），操作时臀部的颤动和两膝的屈伸动作应协调。

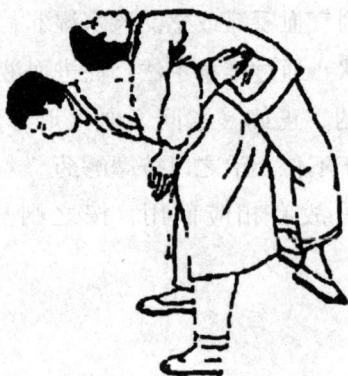

图9-1 站位背法

(二) 坐位手法

1. 拇指推揉法、指拨法

术者低坐于患者背后，用拇指推揉法、指拨法反复推揉病变压痛点周围软组织，点按华佗夹脊、肾俞、大肠俞、关元俞、气海俞、腰眼、八髎等穴位。以缓解局部肌肉痉挛，减轻疼痛。

2. 指顶法

嘱患者后仰，医者头顶部顶住患者肩胛间区，患者放松腰部肌肉，医者用拇指推揉法和拇指弹拨法，由轻到重反复推揉压痛点，然后对压痛点作指顶法。然后，再用拇指推揉法推揉压痛点。

3. 绞腰法

患者取坐位，双手交叉抱住自己的肩关节，助手以双腿内侧夹住患者双膝外侧，双手掌紧压患者两侧骶髂前部，以固定骨盆，术者立于患者右后侧，左手拉住患者的右腕，右手推住患者的右肩后部，使患者后仰40°～45°，腰部尽量放松，一般躯干上部可

图 9-2 绞腰法

转体70°～80°，使躯干肌肉处于紧张状态。然后，术者突然用力加大扭转角度10°～20°(图9-2)，这时，腰部的小关节可产生"咯咯"声。再用同样的方法反方向进行一次。

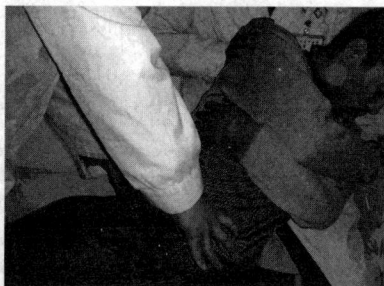

4. 仰扳过伸法

患者双手交叉于胸前，助手用双腿内侧夹住患者两膝外上侧，两手掌压住患者双髂嵴前部，以固定骨盆。术者立于患者左侧，以右手经过患者背部，在右肩外侧按住患者的左手腕，并抱住躯干上部，使患者逐渐后仰，左手按住患者右髂嵴前部，加压于助手的左手背上，将患者上身继续后仰下沉，使腰部处于过伸位，直至腰部感到十分酸胀不易忍受。此时，术者使后仰的躯干突然下扳（图9-3），上述手法进行时，术者应同时沿躯干纵轴向头端拔伸腰部，并进行适当的左右晃动。

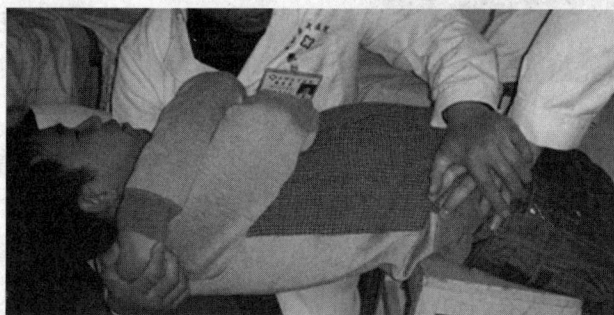

图 9-3 仰扳过伸法

5. 膝顶法

患者坐位，助手分别用两手固定患者两侧髂嵴前部，两腿内侧夹住

患者两大腿外侧。术者低坐于患者背后，双手经患者的腋下伸出，抱住胸部，使患者后仰下沉，沿患者躯干纵轴向后下方拔伸，同时用右膝顶住侧突中心的外侧或压痛点，用膝向中央顶，以矫正侧突畸形（图9-4）。

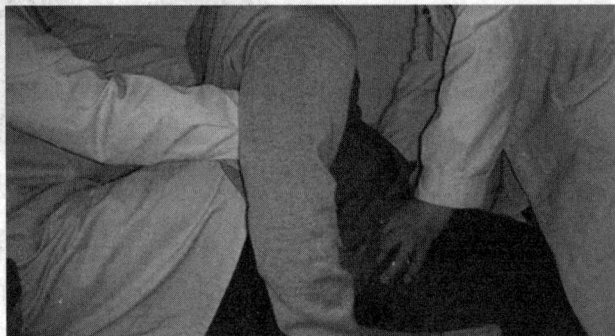

图9-4　膝顶法

6. 头顶法

患者坐位，助手两腿内侧用力夹住患者两大腿外侧，双手分别按在

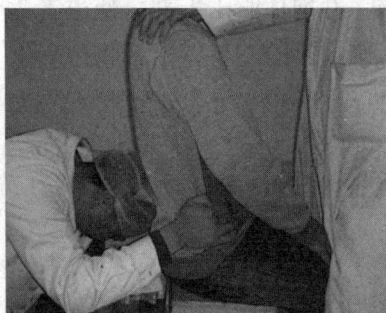

图9-5　头顶法

患者两肩关节前。术者低坐于患者背后，双手分别从患者腰部伸上前，拉住髂前上棘，用头顶部顶住椎间压痛点或脊柱侧突中心外侧，再让助手推患者双肩向后的同时，术者头部向脊柱中央顶，顶压时头部稍向左右上下摇晃（图9-5）。

7. 坐位旋转复位法

患者取端坐体位（无靠背），两腿分开与肩等宽，医者正坐患者身后。以棘突向右偏歪为例。首先用双拇指触诊法查清偏歪的棘突，右手自患者右腋下伸向前，掌部压于颈后，拇指向下，其余四指扶持患者颈部（患者稍低头）。同时嘱患者双脚踏地，臀部正坐不准移动，助手面对患者而立，两腿夹住患者左大腿，双手压住左大腿根部，维持正坐姿势，医者左手拇指扣住偏向右侧的棘突，右手拉患者颈部，让身体前屈90°或略小（据突出部位定），持续向右侧弯，尽量大于45°，在最大侧弯位，医者右上肢使患者躯干向右侧内旋转，同时左手拇指顺向向左上顶推棘突，立即可感觉指下椎体轻微错动，往往伴随"喀啪"一声之后，双手拇指从上至下将棘上韧带理顺，同时松动腰肌。棘突向左偏歪时，医者扶持患者肢体和旋转方向相反，方法相同（图9-6）。

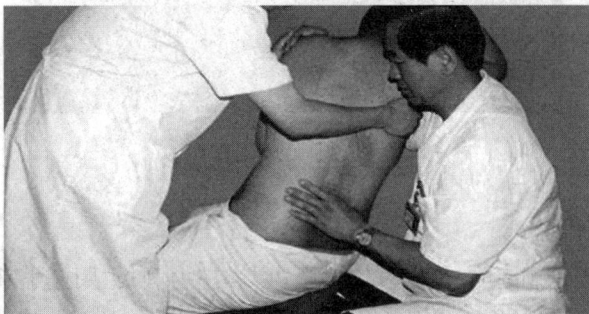

图9-6 坐位旋转复位法

（三）俯卧位手法

1. 腰部推抹法

患者俯卧于硬板床上，术者用掌根推揉法自上而下推揉腰部两侧骶棘肌（图9-7），大约1min，然后两手掌自棘突中线，向两侧软腰部作抹法（图9-8）。

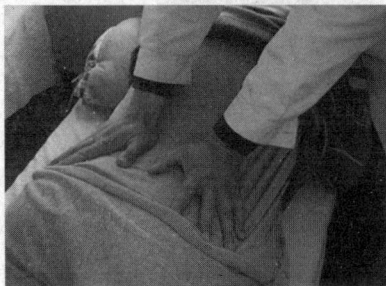

图9-7 腰部推揉

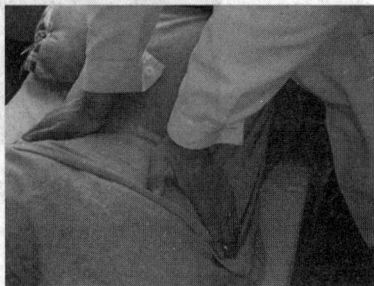

图9-8 腰部抹法

2. 对抗牵引按压法

一助手立于患者头端，用双手拉住患者两腋下，另一助手立于硬板床另一端，双手握住患者两踝关节，二者作对抗牵引。术者立于患者一侧，用拇指按压法（图9-9），由轻到重按压压痛点，以缓解疼痛。

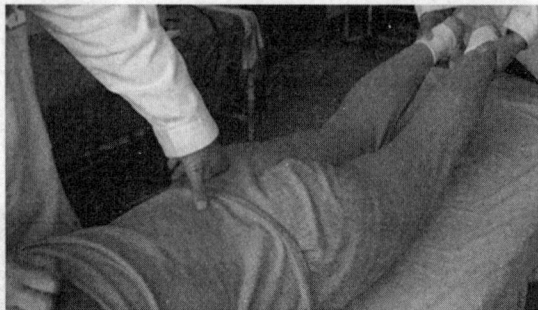

图 9 - 9　对抗牵引按压法

3. 提旋骨盆

术者站立于患者脊柱侧突的一侧（以向左为例），用左手掌轻压在患者 L_1 棘突上，右手拉患者右侧髂前上棘，在向上搬提旋转骨盆时，左手掌相对快速地向下推动棘突，并按顺序逐个下移，直至腰骶关节（图 9 - 10）。

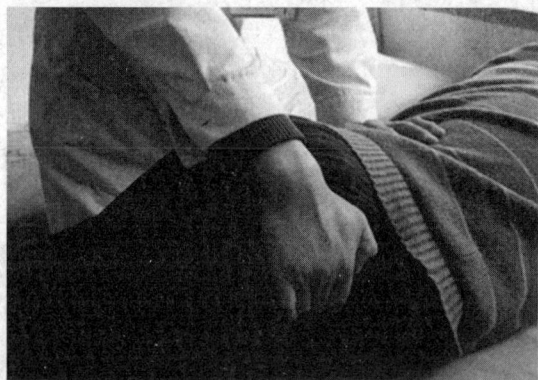

图 9 - 10　提旋骨盆法

4. 踩踏法

患者俯卧，在胸部和大腿部各垫 3 ~ 4 个枕头，使腰部腾空。医者双手扶住预先设置好的横木上，以控制自身体重和踩踏时的力量，同时用脚踩踏患者腰部并作适当的弹跳动作，弹跳时足尖不要离开腰部。根据患者的体质，可逐渐加重踩踏力量和弹跳幅度，同时嘱患者随着弹跳的起落，配合呼吸，跳起时患者吸气，踩踏时患者呼气，切忌屏气。踩踏速度要均匀而有节奏（图 9 - 11）。

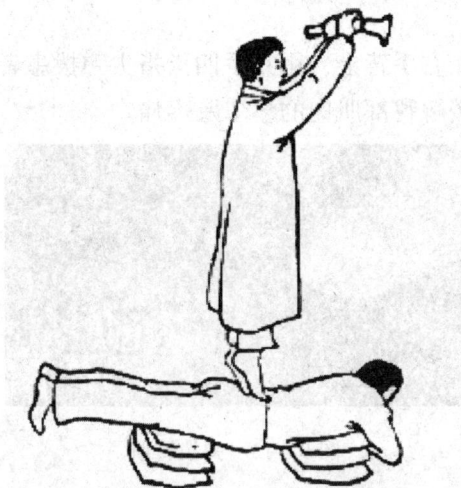

图 9－11　踩踏法

5. 拇指推揉点穴法

术者低坐于患者背后，用拇指推揉法、指拨法反复推揉病变压痛点周围软组织，点按华佗夹脊、肾俞、大肠俞、关元俞、气海俞、腰眼、八髎等穴位。以缓解局部肌肉痉挛，减轻疼痛。

6. 肘压法

在患者臀部压痛点处采用拇指按压弹拨法。若患者肌肉结实，也可用肘压法（图 9－12），并且沿着大腿、小腿后侧承扶、殷门、承山、飞扬、悬钟等穴依次进行按压 2～3 次。每次指压法后，臀部可应用拇指推揉法、掌根推揉法。腿部应用虎口推揉法、提捏法，以达到理筋顺肌的作用。

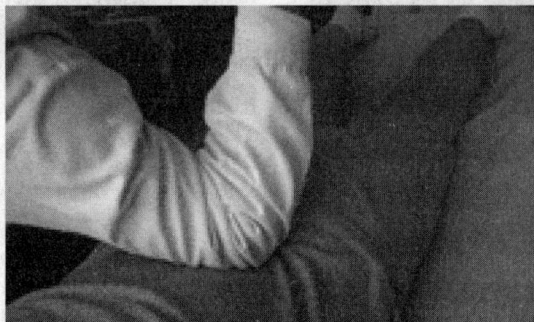

图 9－12　肘压法

7. 弹拨臀肌

术者左手按在右手背上，用右手四指指尖弹拨患者臀上肌、臀中肌（图9－13），以缓解臀部肌肉的痉挛及疼痛。

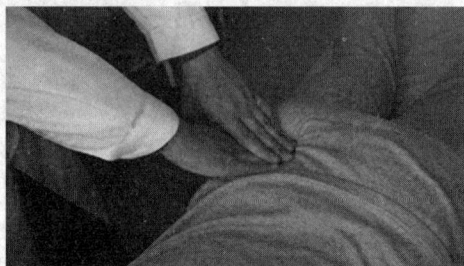

图9－13 弹拨臀肌

8. 拿委中

术者右手握住患者小腿下端，使其微屈。用左手指轻轻地提捏委中穴，患者可感到有向足背放电的感觉，以达到舒筋活血、止痛的作用。

9. 提腿压腰法

患者俯卧于硬板床上，术者立于患侧，用一手掌压住髓核突出间隙压痛点，或侧突中心外侧，另一手向上提扳患侧大腿下端，或双侧大腿下端，使腰部过伸，直至腰部及髋部前方肌肉十分紧张，患者感觉腰部发胀。此时术者稍稍再突然加重向上提扳的手法（图9－14、15）。

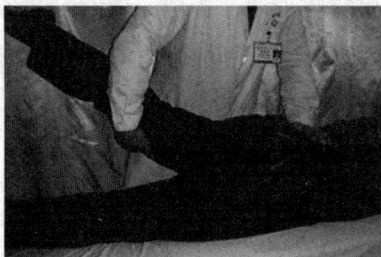

图9－14 提腿（单）压腰法

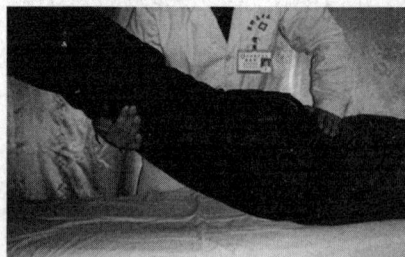

图9－15 提腿（双）压腰法

10. 俯卧扳肩法

术者站立于患者脊柱侧突的一侧，以向左侧突为例。术者用右手掌根部按压侧突处的压痛点上，左手拉于患者右肩，在向后上方提拉右肩的同时，右手向脊柱中心推压侧突部位，感觉腰部不能再旋转时，术者左手再稍稍突然加重向上提扳肩部的力量。有时可听到弹响声，左右各一次(图9-16)。

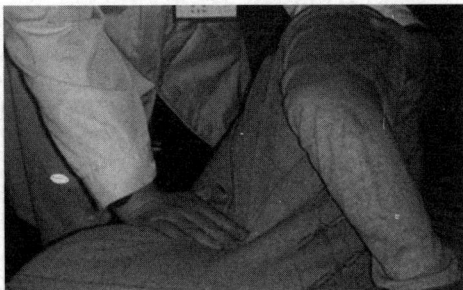

图9-16　俯卧扳肩法

11. 牵抖法

患者俯卧位，双手握住床头，术者立于患者足侧，双手握住患者双踝部，在用力牵引的情况下，进行上下抖动，左手掌按揉下腰部，反复进行2~3次。

(四) 侧卧位手法

1. 放松手法

患者取侧卧位，患侧肢体在上，术者用右手掌掌根，沿着臀肌、阔筋膜张肌、腓肠肌，自上而下做抹法3~4次，擦法3~4次。

2. 斜扳法

患者侧卧，触床的一侧下肢伸直，另一侧下肢屈曲放在对侧小腿上，术者站立于患者前侧，双肘屈曲90°，一肘放于髂骨后外缘，一肘放患者肩前，同时按肩向后，压髂骨向前，使腰部旋转，有时候可听到或感觉到"咔哒"声。同法施与另一侧 (图9-17)。

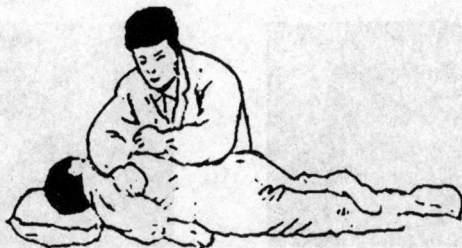

图9-17　斜扳法

3. 扳腿法

患者侧卧，患腿在上，术者站于患者背后，以一侧手臂托起患侧大腿，另一手压住患侧腰部，先旋转髋关节 2~3 圈，再将髋关节在外展30°位置下作向后过伸 2 次（图 9-18）。换体位做另一侧。

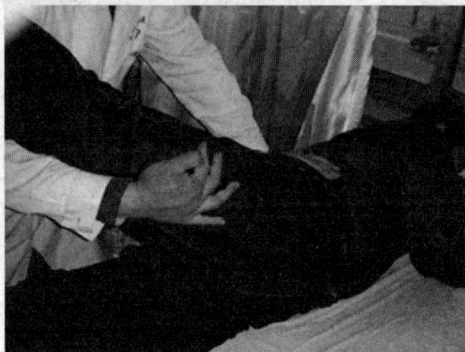

图 9-18　扳腿法

（五）仰卧位手法

1. 放松手法

患者仰卧于硬板床上，术者一足踏在床上，将患者小腿下端搁在术者膝上，在大腿的前外侧，自上而下用拇指推揉法，虎口推揉法约交叉进行 3 遍之后，在髀关、伏兔、风市、膝眼、足三里、阳陵泉、丰隆、解溪、太溪、昆仑、涌泉等穴位上采用指压法。达到放松肌肉的目的。

2. 承扶穴按压法

嘱患者屈曲患侧下肢的髋、膝关节，以左侧为患侧为例。医者站于患者右侧，以左腋部压患侧膝部贴向胸前，右手拇指按压承扶穴（图9-19），然后右手握拳，叩击患者臀后部（图9-20）。

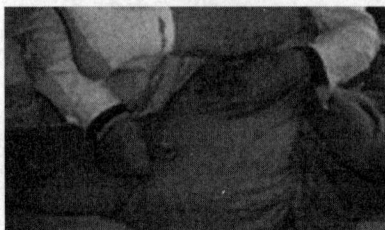

图 9-19　按压承扶穴

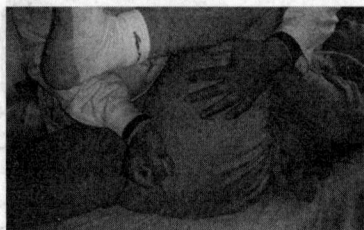

图 9-20　臀后叩击法

3. 抬腿法

让患者将患肢伸直抬高，使足跟位于术者背部，术者将患肢小腿紧夹腋下，手掌压住患者大腿前方，另一手掌压住健侧膝部，术者用胸侧将患肢向患者头部方向推压，强行向患者胸部靠近，以牵拉神经根，松解神经根粘连（图9－21）。

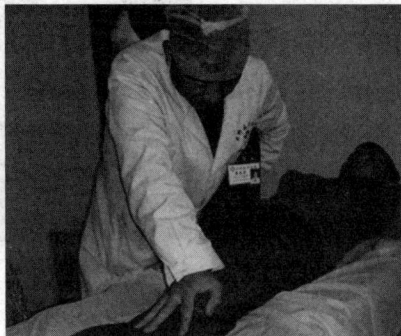

4. 足背屈法

术者用和患者患肢同侧的手掌，托起患者足跟后方，前臂掌侧抵住足底前部，另一手按住患肢膝部，使其

图9－21 抬腿法

伸直，将患足强行背屈，在背屈下行直腿抬高，至患者能忍的最大限度，再突然略加重背屈手法（图9－22），此手法也可松解神经根与周围软组织间的粘连。但忌手法粗暴，以防撕破神经根。

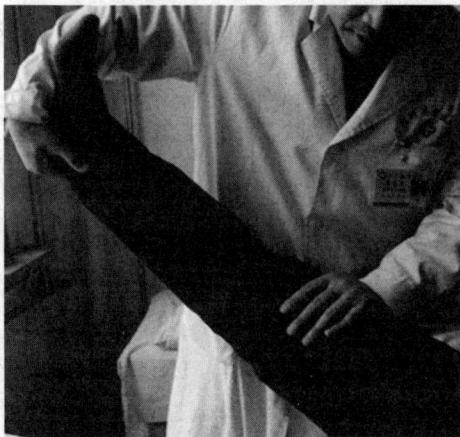

图9－22 足背屈法

5. 屈膝伸膝法

术者两手分别按住患肢膝部及小腿下端，向患者的胸部作下压动作，再迅速用力将患肢拉直，反复数次（图9－23）。此手法有牵拉坐骨神经，活动膝、髋关节的作用。

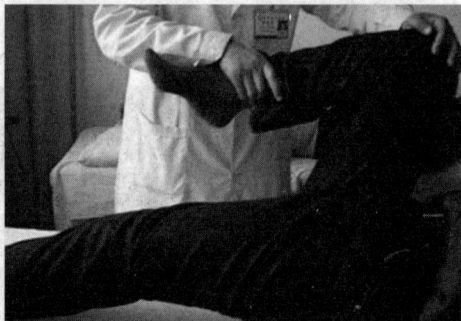

图 9 – 23　屈膝伸膝法

（六）麻醉推拿手法

麻醉推拿主要用于疼痛较严重，腰部过度紧张，难以进行手法复位者。麻醉推拿，一般采用硬膜外麻醉较为安全。麻醉下推拿一可减轻推拿时患者的痛苦，二是通外硬膜外麻醉，使患者无痛觉和肌肉充分松弛，在这种状态下施行较重的推拿手法可充分松解神经根粘连，解除神经根的压迫，提高治疗效果。但要注意麻醉反应，麻醉推拿后宜严格卧硬板床休息 3 周。

（1）拔伸牵引　患者仰卧，两助手分别握患者两踝部及两侧腋窝部作对抗拔伸牵引。

（2）足背屈法（图 9 – 22）。

（3）抬腿法（图 9 – 21）。

（4）侧卧扳腿法（图 9 – 18）。

（5）俯卧提腿压腰法（图 9 – 14、15）。

（6）俯卧位对抗牵引按压法（图 9 – 9）。

四、自我按摩

有些患者由于条件限制，不能到医院接受推拿，或者晚上疼痛，无法找到医生推拿，患者只好自己在家解决，自我推拿不失为一种应急的治疗方法，虽然手法不一定到位，不一定规范，但仍可取得一些效果。可作为其他治疗方法、功能锻炼的有力补充。

1. 搓手捂腰

站立位两足与肩同宽，两手掌快速相互搓热，虎口向下，趁热将两手掌放于腰后部两侧，停留约 10s，再搓热捂于腰部如此反复约 10 余次，有祛风散寒、通络止痛之功。

2. 摩擦腰部

站立位，两手背紧贴腰，来回横行摩擦，摩擦要求力量稍重，速度快些，视患者体质、病情而决定力量和速度，直至腰部有热感，也可纵行摩擦，本法有祛风散寒、温经通络的作用。

3. 叩击腰部

站立位，双手背到腰部，紧握拳敲打腰部，可先敲打一侧，双侧交替叩击，也可双侧同时进行，可敲打腰部两侧、也可正中，可固定、也可上下移动，时间约 2min。力量和方式视患者病情、体质而定，有放松肌肉、加强血液循环的作用。

4. 捏拿腰部

站立位，双手五指分开，虎口在上，拇指向后水平，四指在前斜向下，卡于髂腰部内外缘，大拇指同四指相向夹持肌肉，用力将肌提起，放下，如此反复约 20 余次。然后虎口朝下，拇指水平，四指斜向上，拿捏两侧腰部肌肉，自上而下拿捏约 5 次。

5. 振动腰部

站立位，两手掌根按住腰部两侧肌肉，快速上下震颤约 20 次，有放松腰部肌肉的作用，用于腰部疼痛较重者。

6. 揉按腰眼

站立位，两手握拳，食指掌指关节放于第四腰椎棘突下旁开 3 ~ 4 寸处，用力揉按旋转约 50 次，以局部酸胀为宜。

7. 点按腰腿腧穴

用拇指指间关节、食指、中指点按腰部、下肢腧穴、压痛点，力量由轻到重，自上而下依次点按。

8. 拍打腰腿

坐位，两手握拳，用掌根或掌背自腰部向下至小腿进行拍打，重点部位视症状而定，多为压痛部位。

9. 推理腰腿

坐位，用双手掌根、大鱼际沿腰部两侧自上而下推至臀骶部，再沿腿部自上而下由臀部推至脚跟部，每个部位约 20 余次。

五、整脊疗法

整脊疗法是通过手法整复调理结构、位置异常的脊柱，以达到治疗脊柱及相关疾病的医疗方法。

1. 整脊的作用

人体的脊神经、自主神经通过脊柱分布于全身，支配内脏、躯干、肢体等行使正常功能，如果脊柱因姿势不良、外伤、受凉等原因而造成位置结构发生改变，则可刺激、压迫神经、血管，引起神经及相关组织器官的功能失调，而出现肢体或内脏的症状，形成各种各样的疾病。运用正确的手法整复调理发生改变的脊柱结构，使其恢复到正常的位置和结构，可解除对神经、血管等的压迫和刺激，消除引起的各种症状，从而达到治疗的目的。整脊具有理筋整复、舒筋活络、调和气血、活血化瘀、调整脏腑的功能、补虚泻实等作用。由于腰椎是人体脊柱中活动较灵活、活动度较大、方向较多的部位，腰承担着身体约一半的重量，其发生位置结构改变的概率大，产生的症状较多，不但有腰部症状，还有臀部症状、下肢症状，因此腰椎间盘突出症等相关疾病也是整脊疗法最常见的适应证，可收到快速的治疗效果，因整脊疗法没有疼痛，所以较受患者欢迎。

2. 整脊方法

（1）定点旋腰法　患者坐于治疗凳上，助手固定健侧下肢，术者站立患者身后，一手拇指顶推偏歪棘突，另一手从腋下扳住颈后部，进行腰部旋转，可听到群响声，适于治疗腰椎间盘突出症。

（2）扶肩旋腰法　患者坐于治疗凳上，助手与患者相向固定双下肢，术者站于患者身后，一手拇指顶推偏歪棘突，另一手从胸前扣住患者肩部，紧抱患者上身旋转腰部，可听到弹响声，适于腰部损伤、腰椎间盘突出症的治疗。

（3）穿臂旋转法　患者坐于治疗凳上，助手固定患者双下肢，术者站于患者腰后，一手拇指顶推偏歪棘突，另一手从腋下扳住颈后部，使上身前屈并旋转腰部，双手同时用力，可听到弹响声，适于腰椎间盘突出症的治疗。

（4）定点旋转复位法　患者坐于治疗凳上，助手固定患侧下肢，术者站于患者身后，一手按住偏歪棘突，另一手通过腋下扳于患者肩部，旋转斜拉患者上身，用力传导到受累椎体时，双手同时用力，可听到弹响声，适于腰椎间盘突出症的治疗。

（5）后伸旋腰法　患者坐于治疗凳上，助手固定双下肢，术者坐于患者后面，一手掌根部推偏歪棘突，另一手按住肩前，朝后外侧旋转，旋转到一定程度，双手同时用力，可听到弹响声，适于腰椎间盘突出症不能向前屈腰者。

（6）斜扳法　患者侧卧于治疗床上，患肢在上，下面腿伸直，上面腿屈曲，医者站立于患者对面，左肘按抵患者上面肩部，另一肘按压上面臀部，同时用手按住偏歪棘突，双肘朝相反的方向用力扳到较大程度时，双肘及手同时用力，可听到弹响声。适于腰椎间盘突出症的治疗。

3. 注意事项

（1）整脊前根据患者症状、体征、辅助检查确定病变部位、腰椎结构改变情况，确定治疗部位。

（2）治疗前用松筋推拿手法使治疗部位放松，利用整脊治疗。

（3）整脊后需卧床休息。

（4）腰部肿瘤、结核等骨质破坏和年老骨质疏松者禁用整脊疗法。

第十章 物理疗法

物理疗法是指使用电、光、声、磁、冷、热、水、力等因子治疗疾病，恢复与重建功能的一种方法，简称理疗。物理疗法具有降低神经的兴奋性，调节自主神经的功能紊乱，促进血液循环、改善组织代谢、加速致痛物质的排泄、缓解腰部肌肉的紧张、痉挛，消除无菌炎症等作用，从而达到治疗腰椎间盘突出症的目的。

物理疗法无创伤、无痛苦，无明显的副作用，且治疗时较为舒适，患者易于接受。可作为治疗腰椎间盘突出症的辅助治疗。腰椎间盘突出症常用的物理疗法有电疗法、光疗法、激光疗法、超声波疗法、水疗法、蜡疗等。

一、电疗法

应用电治疗疾病的方法称为电疗法。临床治疗中，根据所采用电流的频率不同，电疗法通常分为低频电疗法（采用 $>0 \sim 1kHz$ 的低频电流）、中频电疗（电流为 $1 \sim 100kHz$）、高频电疗（电流为 $100 \sim 300kHz$）、直流电疗法、静电疗法等。本节主要介绍几种临床上常用的效果较好的治疗腰椎间盘突出症的电疗法。

（一）直流电离子导入法

借助直流电将药物离子导入人体以治疗疾病的方法称为直流电离子导入法。具有祛风散寒、活血化瘀、舒筋活络、通经止痛的作用，治疗腰椎间盘突出症各型各期效果较好。

1. 治疗作用

（1）直流电作用　人体在直流电的作用下组织内各种离子发生极向运动，离子的动态平衡及比例关系发生变化而产生以下效应：①膜电位改变：具体表现为阴极下膜电位下降，神经肌肉的兴奋性增高；阳极下膜电位上升，神经肌肉兴奋性降低，有止痛作用。②细胞膜通透性改变：阴极下蛋白质密度下降，细胞膜疏松，通透性升高，可促进局部炎症吸收；阳极下蛋白质密度升高，通透性降低，有利于消肿和渗出液消散。③扩张小血管：直流电促使蛋白质变性，产生分解血管活性肽、组织胺等物质，使血管扩张，增加血液供应，有利于炎症物质的吸收及受损组织的修复。

（2）药物离子导入法的作用 既有直流电的作用，又有药物的治疗作用。电解质溶于水中，发生离子电离现象，根据"同性相斥"的原理，药物离子在同名电极下被导入人体，即阴离子在阴极下被导入人体，阳离子在阳极下被导入人体。药物离子进入人体的途径主要为汗腺口、毛孔、皮脂腺口等。导入体内的药物离子既可作用于局部组织，也可随血液、淋巴液进入远隔部位产生治疗作用，或通过刺激穴位产生治疗作用。

2. 治疗方法

将选择的药物煎液浓缩取汁储存备用。将中药离子导入治疗仪的两个电极，分别套上由8层绒布制成的厚1cm的吸水衬垫，以温水将衬垫湿透，将药液洒在滤纸上，再将滤纸、衬垫及电极放于治疗部位上。根据辨证分经确定治疗部位，正极在上，负极在下。正极放在腰突部位，属阳明经病，负极放在足三里；属少阳经病，负极放环跳；属太阳经病，负极放阴陵泉；属厥阴、少阴经病，负极放蠡沟、照海。

3. 导入药物

桃仁、红花、川乌、草乌、荆芥、防风、鸡血藤、伸筋草、透骨草、川椒、海桐皮等，煎药浓缩储存备用。

4. 禁忌及注意事项

正负电极不可置错，局部皮肤溃破，有严重皮肤病者慎用。伴恶性肿瘤、发热、心衰以及孕妇腰腹部等忌用本疗法。

（二）经皮电神经刺激疗法

经皮电神经刺激疗法又名经皮电刺激疗法。是将低频脉冲电流输入人体刺激神经，达到止痛的目的。所用电流为方波脉冲电流，频率为

1~160Hz，波宽2~500μs，此疗法对腰椎间盘突出症疼痛明显者效果较好。

1. 治疗作用

（1）镇痛是本疗法的主要治疗作用，其机制可能是低频脉冲电经皮传入脑及垂体，引起脑内吗啡样物质的产生，而达到镇痛效果，也可能是电脉冲动作用于脊髓，通过闸门控制机制而产生镇痛效果。

（2）降低肌张力，缓解肌痉挛。

（3）增加局部血液循环，改善局部组织的缺血缺氧状态。

2. 治疗方法

目前经皮电神经刺激疗法所采用的治疗仪有三种类型，即常规型（频率25~100Hz，波宽10~150μs），电针型（频率1~10Hz，波宽150~500μs），超强型（频率150Hz，波宽>300μs）。治疗时将两个电极涂上导电糊后，放在腰突部位或阿是穴处，根据疼痛的程度及患者的耐受程度选择适宜的电流波型及强度。每日治疗2次，每次40min。10天1疗程。疼痛明显者一天数次治疗。

3. 禁忌证

植入心脏起搏器者，孕妇下腹及腰骶部位禁用本疗法。

（三）神经肌肉电刺激疗法

以低频脉冲电流刺激神经及肌肉以促进人体功能恢复的方法称为神经肌肉电刺激疗法，又称电体操疗法。本疗法主要用于腰椎间盘突出症恢复期肌肉萎缩、功能低下者。

1. 治疗作用

（1）通过电刺激，使肌肉有节律的收缩，可加速肌肉的血液循环，改善营养状态，增加肌力。

（2）电刺激可激活肌纤维，使肌肉发生收缩，增强肌力。

（3）肌肉的被动活动替代其主动活动使肌肉得到锻炼，肌力得以加强，萎缩得以改善。

2. 治疗方法

本疗法所采用的仪器为低频脉冲诊疗仪。治疗前根据病情选用合适的治疗参数。治疗时阳极放于腰部，阴极置于肌肉萎缩处，多位于股四头肌或腓肠肌。刺激的强度以患者能耐受、肌肉收缩明显、无疼痛为度。萎缩肌肉的收缩次数即收缩频率以患者不觉得患肌疲劳为度。一般采用治疗几分钟、休息几分钟的治疗方法。每日治疗 1 次，每次 30min 左右。10 日为 1 疗程，疗程间隔 3 天。

3. 禁忌证

同经皮电神经刺激疗法。

（四）音频电疗法

应用频率为 1~20kHz 的等幅正弦电流治疗疾病的一种方法，称为音频电疗法，又称等幅正弦中频电疗法。主用于腰突疼痛明显者。

1. 治疗作用

（1）镇痛　中频电刺激使得皮肤痛阈升高，从而产生镇痛效果。

（2）促进神经恢复　扩张局部血管，加快血液循环，减少渗出，消除无菌炎症，从而促进神经恢复。

（3）使粘连得以松解及软化。

2. 治疗方法

现多采用电脑中频治疗仪，其所用的电流多为 4000~8000Hz 等幅正弦电流。其所用的电极为导电橡胶电极。治疗时将包绕电极的绒布湿透，对于腰椎间盘突出症而言，一电极置于腰部，另一电极置于下肢部。电流密度为 0.2mA/cm^2，以患者能耐受为度。每次治疗 30min，每日 1 次，10 次为 1 疗程。

3. 禁忌证

孕妇下腹及腰骶部，对电流不耐受者，局部金属异物者，出血倾向者，伴有急性炎症症状者。

（五）调制中频电疗法

中频电流被低频电流调制后，其频率及幅度全是低频电流的频率及幅度，以此种电流治疗疾病的方法为调制中频电疗法。主要用于腰突病的镇痛及肌萎缩，现临床应用最为广泛。

1. 治疗作用

（1）镇痛：电流作用于人体时，可使皮肤痛阈升高，而达到止痛效果，尤其是即时止痛效果更明显。

（2）消炎：电流刺激人体时，可使局部血管扩张，血液循环加快，局部血流得以改善，加速无菌炎症吸收，消除神经根水肿。

（3）调节自主神经功能。

2. 治疗方法

目前采用的仪器为电脑中频治疗仪，内存多个电流处方。可根据症状及病情的需要采用适宜的电流处方。治疗采用导电橡胶电极，一电极放于腰部，另一电极放于臀部或下肢部，电流以 $0.2mA/cm^2$ 为宜，以患者能耐受为度。每次 30min，每日 1 次，10 次为 1 疗程。治疗处方可交替使用。

3. 禁忌证

同等幅中频电流疗法。

（六）干扰电流疗法

又名差额电流疗法。是通过 4 个电极将两路频率相差 100Hz 的中频交流电交叉输入人体，使电流交叉发生干扰，产生干扰场而治疗疾病的方法。该疗法具有中频与低频电流的特点。

1. 治疗作用

（1）镇痛　两种电流在浅层痛区交叉，而产生镇痛效果。

（2）改善局部血液循环　干扰电对交感神经有抑制作用，可扩张血管，改善血液循环，促进水肿的吸收。

（3）兴奋神经肌肉组织　干扰电可引起肌肉收缩，可改善神经肌肉的营养状态。

2. 治疗方法

根据病情选放电极，两电极不要相互接触，使两对电极的两路电流电力线交叉于腰突部位。电流强度以人体可耐受的最大限度为准，每次 30min，差额选用 2 种，每种差额选用 10min，每日 1 次，10 次为 1 疗程。

3. 禁忌证

急性炎症、出血倾向、局部金属固定物的患者。

（七）微波电疗法

微波电疗法属于高频电疗法的一种。

1. 治疗作用

（1）改善局部血液循环　在微波的作用下组织温度升高，动、静脉扩张、血流加快、血循环量增加。

（2）解痉止痛　微波的热作用深透，止痛、解痉作用明显。

2. 治疗方法

多采用有距离辐射法。治疗时辐射器与腰突部位一般5cm左右的距离，辐射器中心垂直对准腰突部位，所采用的剂量多为强剂量（1.5 W/cm^2）。

3. 禁忌证

出血倾向者，发热者，血压高、心血管功能不全者，局部感觉障碍者，孕妇。

二、磁疗法

利用磁场的作用治疗疾病的方法，称为磁疗法。

（一）治疗作用

1. 镇痛

磁场可降低末梢神经的兴奋性，使痛阈提高。通过磁场刺激穴位，可达到调和气血、通经止痛的作用。

2. 镇静作用

磁疗法可抑制大脑皮层，从而产生镇静作用，改善睡眠。有利于腰椎间盘突出症患者由于疼痛、烦躁而致的睡眠不佳的改善。

3. 消炎作用

磁场能增强患者的免疫力，加速血液循环，促进炎症消散和炎症产物的排泄。

（二）治疗方法

磁场疗法临床分为两种，即静磁场疗法和动磁场疗法。慢性疼痛多采用静磁场疗法，急性疼痛多采用动磁场疗法。临床多采用静磁场疗法，将磁片置于特定穴位表面，产生特定磁场以治疗疾病。常用以下贴法。

1. 静磁场疗法

（1）直接贴敷法　将磁片或磁珠直接贴敷于腰突椎体处或选定的特定穴位上，此贴敷法为临床上最常用的方法。先用碘伏消毒待贴穴位，把磁片或磁珠放于选定的穴位上，上覆胶布固定。一般持续贴敷5天，磁场强度为 0.05～0.3T，可采用单磁片、双磁片、多磁片。磁片的放置可以并置也可以对置。

（2）间接贴敷法　将磁片或磁珠缝入内衣或衣袋或腰围等。使磁片对准所选用的穴位或腰椎间盘突出处，以治疗腰椎间盘突出症。主要适用于对胶布过敏患者，所用磁片过大者，腰突患者需长期治疗者。其效果较直接贴敷法略差。

2. 动磁场疗法

（1）旋磁疗法　采用旋磁治疗机对准需治疗部位，进行治疗。旋磁治疗机治疗时产生震动，因而治疗时有磁疗与按摩的双重作用。

（2）电磁疗法　电流通过感应线圈产生磁场治疗疾病的方法，称为电磁疗法。常见仪器有脉冲电磁治疗机和低频交变电磁治疗机。

动磁场治疗采用的磁场强度为 0.2～0.3T，每次 30min，每日 1 次，10 次为 1 疗程。

（三）注意事项

磁场具有一定的副作用，少数患者治疗时或治疗后可出现一定程度的头晕、恶心、乏力、失眠、嗜睡、胸闷、气促、皮炎、水泡等症状，停止治疗后多可自行消失。治疗过程中可调整磁场方法或磁场强度。

（四）禁忌证

无绝对禁忌证。但腰椎间盘突出患者伴有白细胞减少、出血倾向、心力衰竭、体格虚弱、局部皮肤溃疡或孕妇应慎用或禁用此疗法。

三、光疗法

利用各种光线的辐射能治疗疾病的方法，称为光疗法。所用的光线可以是日光，也可以是人工光源。人工光源有红外线、紫外线灯。光之所以能治疗疾病，主要是应用了光的热效应、光电效应、光化学效应等。红外线、紫外线治疗腰椎间盘突出症有一定疗效。

（一）红外线疗法

用波长 760nm ~ 400μm 的辐射线对人体局部照射以治疗疾病的方法称为红外线疗法。根据波长的不同，红外线又分为两种，波长 760nm ~ 1.5μm 的近红外线与波长 1.5μm ~ 400μm 的远红外线。近红外线可达皮下组织，远红外线只达表皮。

1. 治疗作用

红外线的作用主要是热作用。一可改善局部血液循环，使血流加速，增强组织的营养，促进炎症产物的吸收。二可降低神经的兴奋性，具有镇痛、解痉的作用。

2. 治疗方法

目前采用的仪器为不发可见光的红外线灯，发光的白炽灯及光浴器，根据治疗部位的大小选用合适的治疗仪器。治疗时裸露治疗部位，将红外线发射器正对治疗部位，照射距离 40 ~ 50cm 左右，以患部有舒适的热感为度。每次治疗 30min，每日 1 次，10 次 1 疗程。

3. 禁忌证

腰椎间盘突出症伴高热者、出血倾向者、重症心血管病患者。治疗过程中出现头晕、乏力、心慌等严重不良反应者。

（二）紫外线疗法

利用人工紫外线治疗疾病的方法称为紫外线疗法。紫外线根据波长的不同，可分为三种，长波紫外线（波长 320 ~ 400nm），中波紫外线（波长 280 ~ 320nm），短波紫外线（波长 180 ~ 280nm）。利用紫外线治疗疾病，主要是利用紫外线的光化学效应。紫外线治疗时，中、长波紫外线部分可达真皮层，短波紫外线只达角质层。

1. 治疗作用

对于治疗腰椎间盘突出症患者而言，具有以下治疗作用。

（1）消炎作用：紫外线照射人体可使人体产生血管活性物质，使血管扩张，血流增加。促进营养物质的吸收，增强免疫功能，从而具有消除无菌炎症的作用。

（2）止痛作用：紫外线照射一方面可使人体局部感觉神经兴奋性降低，痛阈提高；另一方面可干扰、抑制疼痛在大脑中的反应，因而具有较好的止痛效果。

2. 治疗方法

充分暴露拟治疗部位，非治疗部位应用治疗巾覆盖，治疗部位应常规消毒。治疗灯管与治疗部位距离一般为 50cm 左右。所用紫外线的剂量应据患者病情及治疗部位的深浅而定。治疗后皮肤出现发红、发痒、灼热感、微痛属正常反应。每次照射时间以红斑量不超过 $600 \sim 800 cm^2$ 为度。隔日治疗 1 次，10 次为 1 疗程。

3. 禁忌证

对紫外线过敏者，肝肾功能不全者，心衰患者，出血倾向、日光性皮炎、光敏性疾病、应用光敏药物者。

（三）特定电磁波治疗

特定电磁波治疗仪又称神灯。其辐射光谱为连续光谱，包含很大部分红外线与远红外线。

1. 治疗作用

主要为热效应，同时辐射板上的涂料含有人体所需要的多种微量元素。随着温度的升高，可辐射出特定电磁波，调整干扰病区机体内微量元素的辐射波，产生热疗所不具备的综合效应。使病变部位血管扩张、血液循环加快，促进渗出物水肿的吸收，而达到消炎、消肿、止痛、解痉的作用。

2. 治疗方法

将治疗仪灯头对准拟治疗部位，照射距离 30cm 左右，热感以患者能耐受为度。每次 30min，每日 1 次，10 次为 1 疗程。

四、激光疗法

应用激光治疗疾病的方法称为激光疗法，激光既具有一般光的物理特性，又具有亮度高、定向性强、相干性好的特点。临床上用以治疗腰椎间盘突出症的激光为氦—氖（He－Ne）激光。

1. 治疗作用

（1）镇痛 对局部组织产生刺激、光化作用，改善局部血液循环、加快致痛物质的排除，抑制痛觉。

（2）针刺作用　激光照刺穴位时可调节人体脏腑经络的功能，对机体起良性调节作用。

（3）消炎作用　激光照射可提高白细胞的吞噬能力，增强免疫功能，加速炎症物质的吸收，从而达到消炎消肿的目的。

2. 治疗方法

患者俯卧位，激光器对准腰突部位，距皮肤 20cm 左右，每次 20min，每日 1 次，10 次 1 疗程。

3. 禁忌证

伴恶性肿瘤、皮肤病、出血倾向、发热患者。

五、超声波疗法

超过人耳的听阈，频率高于 20kHz 的声波，称为超声波。利用超声波治疗疾病的方法称为超声波疗法。医用超声波的频率为 800 ~ 1000kHz。超声波的治疗作用主要源于超声波的机械振动引起的对人体的按摩效应、温热效应等。

1. 治疗作用

（1）解痉、镇痛　超声波可降低神经兴奋性，使神经传导速度减慢，故对腰椎间盘突出症的神经痛、肌肉痉挛有较好的疗效。

（2）减轻神经根水肿　超声波的温热效应可加速局部血液循环，改善局部组织的营养，利于压迫处神经根水肿的消散，缓解神经的压迫症状。

（3）作用于神经节可调节神经的功能。

2. 治疗方法

常用于治疗腰椎间盘突出症的超声波疗法有两种：

（1）接触法　特定治疗部位涂以耦合剂后，治疗仪的声头固定不动（固定法）或直线型缓慢移动（移动法），主要用于腰突部位的治疗。

（2）药物透入法　将激素类、扩血管类、镇痛类等药物加入耦合剂中，通过超声波震动使药物分子渗入人体内特定部位，以治疗腰椎间盘突出症或缓解其某些症状，治疗时多采用接触法。

多运用小剂量、低强度治疗。固定法治疗每次 5min，移动法每次 10min，每日治疗 1 次，10 次为 1 疗程。

3. 禁忌证

腰突症合并恶性肿瘤、出血倾向、高热者、心衰者、孕妇腰部。

六、石蜡疗法

利用石蜡加热后作为导热体，涂敷于患处治疗疾病的方法，称石蜡疗法。可作为腰椎间盘突出症的辅助治疗。

1. 治疗作用

（1）温热作用　石蜡导热性能差，热能容量大，加热后保温时间长，具有较强的温热作用。可增加局部血液循环，改善组织营养，促进炎症物的吸收，产生止痛、解痉、消肿的作用。

（2）机械压迫作用　石蜡具有良好的可塑性、黏滞性和伸展性，冷却时体积缩小近 20%，对组织产生机械压迫作用，有利于水肿的消散。

2. 治疗方法

治疗腰椎间盘突出症多采用蜡饼法。将加热后的液体石蜡倒入木盘或瓷盘内，蜡液厚约 2cm。冷却至初步凝结时敷贴于腰部、臀部、大腿、小腿部。每次治疗 30min，每日 1 次，15 次为 1 疗程。

3. 禁忌证

腰椎间盘突出症伴高热、急性炎症、皮肤感染者，以及出血倾向、开放性伤口者。

七、牵引疗法

利用外力对身体某一部位或关节施加牵引力，使其发生一定的分离，周围软组织得到牵伸，从而达到治病目的的一种方法。为治疗腰椎间盘突出症的一种主要疗法。

1. 治疗作用

（1）解除腰部肌肉痉挛，纠正脊柱侧凸，缓解腰部肌肉疼痛。

（2）增大椎间孔，使水肿的神经根的压迫解除，使疼痛缓解或消失。

（3）使腰椎间隙增宽，有利于椎间盘髓核的回纳、解除对神经根的压迫。

（4）松解神经根粘连，改善神经运动与感觉功能。

（5）通过牵引使得后纵韧带张力增强，可对突出物产生一种向腹侧的压力，利于突出物的回纳。

（6）牵引使脊柱得以制动，有利于受损软组织的修复，促进充血、水肿的消退和吸收。

（7）改善和恢复腰部的正常生理曲度。

2. 治疗方法

根据牵引所持续的时间将牵引分为快速牵引与慢速牵引。慢速牵引持续时间长、牵引力量小，需多次牵引，相对风险较小，患者较为舒适，适于各种类型各种程度腰椎间盘突出症。快速牵引法作用时间短，牵引力量大，多为一次性牵引，相对风险较大，患者较痛苦，适于轻中度腰椎间盘突出症。

（1）慢速牵引　慢速牵引又具有以下三种方法：

①自身体重垂直牵引：若腰突患者臂力足够，可用双手握住单杠、门框等，放松腰部肌肉使整个身体垂直悬吊，可同时轻轻摇摆下身及腰部，以促进椎间盘髓核回纳。若臂力不足，可用床单或棉纱悬吊患者双腋及胸背部令患者悬空。本疗法主要用于中青年患者，症状较轻者。每日2次，每次30min，10天1疗程。

②持续牵引法：患者卧硬板床，床尾垫高15°，套上骨盆牵引带，腰下垫一薄枕，牵引重量约为患者体重的1/2，持续牵引时间越长越好，最好能24h持续牵引，牵引时间3周左右。

③电动骨盆牵引：患者仰卧或俯卧于电动牵引床上，胸背固定带加垫固定胸背部，骨盆带固定骨盆，设定牵引力，一般相当于体重，最多不多于体重的10%，每次牵引时间30min，每日治疗1次，10次1疗程。有的电动牵引床还有间歇牵引的作用，也可试用。

慢速牵引由于牵引时间较长，胸腹部压迫较重，患者呼吸受到限制，所以对有心肺疾患的患者及老年人应慎用。

（2）快速牵引　应用计算机控制的三维牵引床来完成治疗。本治疗床集中医的斜扳、旋转复位与机械牵引于一身。人工设定治疗参数，计算机控制，多动作组合，作用时间短，多一次治疗即可。近年来临床应用广泛，效果较佳。牵引重量多为体重的 2~3 倍，牵引时间 1~3s，每次重复 2~3 次，多牵引 1 次即可，若需要 2 次治疗，应间隔 1 周。

快速牵引疗法对腰椎间盘突出症膨出型、突出型效果较好，对脱出型几乎无效果，对于腰椎间盘突出症伴重度骨质增生，较严重的高血压、心脏病及出血倾向者禁用本疗法。

八、灸法

借助灸火的热力给人体腧穴以温热性刺激，以达到防治疾病的一种方法。现在施灸的主要原料为艾叶。艾叶祛除杂质后，制成艾绒，再加工成艾炷或艾条即可应用于临床。

（一）灸法的作用

对于腰椎间盘突出症而言，灸法的主要作用为温经散寒、通络止痛、化瘀散结，对于腰椎间盘突出症血瘀型、寒凝气滞型均有较好的疗效。

（二）施灸方法

主要介绍常用的两种灸法：温针灸和温灸器灸。

1. 温针灸

温针灸是针刺与艾灸相结合应用的一种治疗方法。选取针刺穴位，针刺得气后，施以补泻手法，留针时将一段2cm左右的艾条插在针尾上点燃，燃完后去除灰烬，可再插上一段艾条重新施灸。每次取穴 3~5 个，每穴施灸 30min，每日 1 次，10 次为 1 疗程。

2. 温灸器灸

利用温灸器进行施灸以治疗疾病的方法称为温灸器灸法。温灸器又名灸疗器，分温灸筒和温灸盒二种。临床上温灸盒最为常用。施灸时，将艾绒或掺加活血止痛的药物，加入温灸器的小筒，点燃后将温灸器的盖扣好，放于特定穴位进行治疗，多放于腰、臀部等肌肉丰满平坦处。灸至皮肤发红为度，各种类型的腰突病均可应用此疗法。每穴施灸

10min，选穴 3~5 个，每日 1 次，10 次 1 疗程。

（三）施灸禁忌

（1）腰椎间盘突出症伴发热者。

（2）孕妇的腰骶部不宜施灸。

九、腰围疗法

腰围又名腰围带、钢板托腰。过去多采用皮制，后加木板而成，现多采用透气较好的弹性材料加 4 条钢板而成，多用于腰椎间盘突出症的牵引、推拿治疗术后。

1. 治疗作用

（1）消除疼痛、缓解痉挛　利用腰围的制动作用，使腰部处于一种被动的休息状态，以利于局部神经根水肿的吸收和无菌炎症的消除。

（2）加强对腰椎间盘的保护　腰围可限制腰椎的屈曲活动，以保证损伤的腰椎间盘充分休息。对于急性腰椎间盘突出患者尤为适合。

（3）利于突出髓核还纳　腰围可减轻腰椎周围韧带负担，在一定程度上缓解改善椎间隙内的压力，利于髓核还纳。

（4）维持牵引及手法治疗后的效果　腰椎间盘突出症手法治疗后，腰椎小关节，前、后纵韧带甚则髓核已复位，但是不稳定，腰围固定后，可防止再度错位的发生。

2. 治疗方法

选择适宜型号的腰围佩带，在卧床休息及睡眠时应及时解下。需佩带多长时间，各方观点不一。一般来讲，在医生指导下，1~2 个月比较合适，同时注意加强腰腿部功能锻炼。

十、刮痧疗法

刮痧疗法是指应用光滑的硬物器或用手指、金属针具等，在人体表面特定部位，反复进行刮、挤、揪、捏、刺等物理刺激，造成皮肤表面瘀血点、瘀血斑或点状出血，通过刺激人体经脉以治疗疾病的方法，是深受人们欢迎的一种非药物疗法，可作为治疗腰椎间盘突出症的辅助治疗。

刮痧之法有广狭之说，广者有刮痧、撮痧、挑痧诸法，狭者则专指刮痧。治疗腰椎间盘突出症用狭义者。

（一）刮痧疗法的功效

刮痧疗法对人体特定部位是一种物理刺激，这就决定了它的功效。刮痧疗法具有解表祛邪、调和气血、开窍醒脑、清热泻毒、舒经活络、行气止痛、运脾和胃、化浊祛湿、改善血液循环、促进细胞代谢、增强机体免疫力的功效。相对于治疗腰椎间盘突出症取其调和气血、舒经活络、行气止痛、改善血液循环的功效。

（二）刮痧疗法的作用机制

1. 中医学理论

（1）祛除邪气，疏通经络　通过刮拭患者皮肤，使皮肤出现充血现象，腠理得以开泄，可以将充斥体表病灶、经络、穴位处的各种邪气由皮毛通达于外，从而疏通经络、穴位，使其得以通畅。

（2）调和气血，改善脏腑功能　当气血凝滞或经脉空虚时，通过刮拭刺激，可鼓动经脉气血，濡养脏腑组织器官，同时使虚衰的脏腑功能得以振奋，鼓舞正气，加强祛除病邪之力。

2. 现代医学理论

（1）促进新陈代谢　刮痧会使血液和淋巴液的循环增强，使肌肉和末梢神经得到充分的营养，从而促进全身新陈代谢。

（2）解痉止痛　通过对局部皮肤的反复刮拭，可解除局部肌肉痉挛、紧张，消除疼痛。

（3）增强人体防御功能　刮痧直接刺激末梢神经，可调节神经、内分泌系统，对细胞免疫力具有增强作用，从而增强患者的抗病能力。

（4）改善局部血液循环　刮痧可使局部组织新陈代谢旺盛，营养状况改善，血管的紧张度及黏膜的渗透性改变，淋巴循环加速，细胞吞噬作用增强。刮痧所致的瘀血，导致自家溶血现象。自家溶血是一种良性刺激，不但可以刺激免疫功能，使之得到调整，还可以通过向心性神经作用于大脑皮层，继续起到调节大脑的兴奋与抑制过程及内分泌的平衡。整个反应过程在对正常生理无异常影响的情况下，使机体的防御应激能力增强，病理过程好转，甚或完全抑制病理过程。

（三）刮痧疗法的常用器具与介质

1. 刮痧器具

萱麻、硬币、蚌壳、铜勺柄、瓷碗、药匙、头发、棉纱线、特制刮痧板等。现多用特制刮痧板，多由水牛角制作。

2. 刮痧介质

为了减少刮痧时的阻力，避免皮肤损伤和增强疗效，在刮痧时常选用适当的润滑剂、活血剂作为介质。

（1）水剂：常用冷开水，在发热时可用温开水。

（2）油剂：常用的有芝麻油、菜籽油、大豆油等。

（3）活血剂：是采用天然植物经提炼浓缩调配而成。具有活血化瘀、促进血液循环，扩张毛细血管，利于所出痧块的吸收的作用，且无毒副作用。因此，不仅具有润滑作用且有辅助治疗和缩短疗程作用。现多用刮痧油、正红花油等。

（四）刮痧的操作方法

1. 刮痧的方法分类

刮痧法有直接刮法和间接刮法两种。

直接刮法是运用刮痧板、铜钱、瓷匙等器具蘸刮痧介质后，在患者体表的特定穴位直接反复刮动、摩擦，使皮肤发红、充血，呈现出一片片紫红色或暗紫色斑点，直接刮法作用直接，刺激量大，适于体质壮者，实证。是刮痧法中最常用的一种方法。

间接刮法是先在要刮部位上放一层薄布类物品，然后再用刮痧工具在布上进行刮痧，此法称为间接刮痧法。除具有刮痧功效外，还具有保护皮肤的作用。一般不用于腰椎间盘突出症的治疗。

2. 刮痧的角度

刮痧的方法按其角度分为平刮、竖刮、斜刮、角刮等。

平刮是用刮痧板的平边着力于皮肤上，按一定方向进行较大面积平行刮摩。

竖刮是用刮痧板的平边倾斜着力于皮肤上用力刮摩。

角刮是用刮痧板的边角着力于皮肤上，进行小面积的刮摩。

3. 腰椎间盘突出症的刮痧部位

刮患侧椎旁（图10－1）、臀部（图10－2）、大腿外侧（图10－3）、小腿外侧（图10－4）、大腿后侧（图10－5）、小腿后侧（图10－6）等。

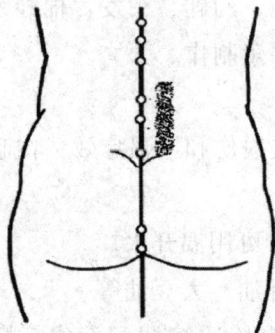 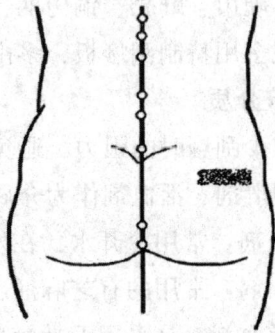

图10－1　刮椎旁　　　　　　图10－2　刮臀部

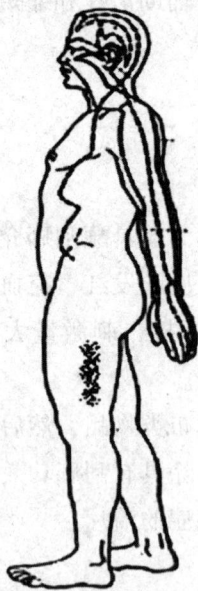 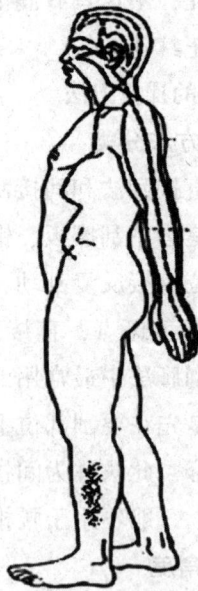

10－3　刮大腿外侧　　　　图10－4　刮小腿外侧

4. 刮痧的方法

取俯卧位，充分暴露刮痧部位，局部常规消毒后，在施术处涂抹刮痧油，将刮痧板的平面朝下朝外，以45°角沿一定方向刮摩，切不可成推、削之势。用力要均匀、适中，由轻渐重，不可忽轻忽重，以能耐受为度，刮拭面尽量拉长。刮痧顺序先腰部，次臀部，后大腿部，最后小腿后部至小腿外侧部。刮摩方法自上而下，由内到外依次进行，一边刮拭，一边蘸油，直至皮肤出现红色斑点、瘀斑，刮完一处，再刮另一处，不要无序地东刮一下，西刮一下。初次刮痧，不可一味强求出痧。刮完后，擦干油渍。

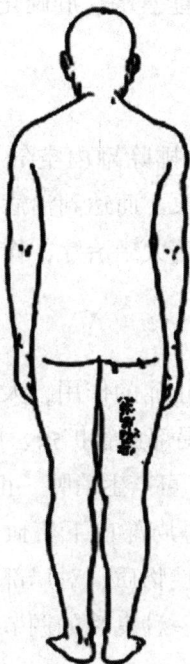

图 10－5　刮大腿后侧　　　　　图 10－6　刮小腿后侧

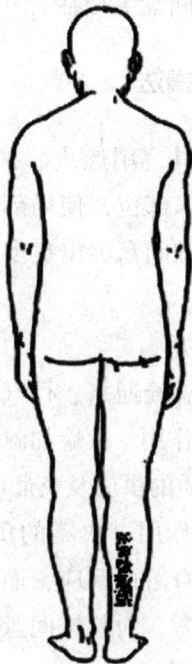

5. 刮痧补泻

以轻柔和缓的手法短时间刺激施术部位，对皮肤、肌肉、细胞有兴奋作用的手法称为"补法"。以强烈有力的手法长时间刺激施术部位，对皮肤肌肉组织有抑制作用的手法称为"泻法"。介于"补法"与"泻法"二者之间的手法称为"平法"。临床上多采用"平法"治疗腰椎间盘突出症。

6. 刮痧时间

每个部位刮 20 次左右，以患者能耐受、出痧为度；每次刮治 20～

30min，3～6 天刮 1 次（以痧斑完全消失为准），3～5 次为 1 个疗程。

（五）禁忌证

（1）对刮痧恐惧或过敏者。

（2）拟刮痧部位有传染性皮肤病，如疖肿、痈疮、疤痕、溃烂者。

（3）腰椎间盘突出症伴有出血倾向的疾病者。

（4）孕妇腰骶部禁止刮摩。

（5）腰椎间盘突出症合并心衰、肝功能衰竭、肝硬化腹水者。

十一、拔罐法

以罐为工具，用燃火、抽气等方法，排除罐内空气，使之产生负压，吸附于施术部位，使局部造成瘀血现象，而达到治病目的一种治疗方法。治疗腰椎间盘突出症多用闪火法玻璃火罐治疗，作为治疗本病的一种辅助治疗。

1. 治疗作用

拔罐具有温经通络、行气活血、消肿止痛的作用，大致机制如下：

（1）温热作用　火罐的温热效应可使局部血管扩张、血液循环加快，有利于营养物质的供应及炎症产物的消除，可产生消肿、止痛等功效。

（2）负压作用　火罐的负压作用使得局部皮下瘀血，红细胞受到破坏而产生自身溶血反应，而产生类组胺性物质，对局部及整个人体均为一种良性刺激，对腰椎间盘突出症产生一种良性的调节作用。

2. 治疗方法

用止血钳夹取 97％ 的酒精棉球一个，点燃后，在适宜型号的玻璃火罐内绕 1～3 圈，将火退出，迅速将罐扣在选定部位，即可吸附于皮肤上，约 10min 左右罐内皮肤变紫瘀血，用食指按压罐口皮肤，使罐内进入一定空气，负压解除，将罐取下，隔日治疗 1 次，10 次为 1 疗程。

3. 禁忌证

皮肤有过敏、溃疡、水肿及大血管分布部位，不宜拔罐，高热抽搐者，以及孕妇腰骶部位亦不宜拔罐。

第十一章 功能锻炼及预防

功能锻炼是运用肢体的功能活动促进肢体功能康复，用来防治疾病的一种方法。腰椎间盘突出症由于腰部长期姿势不良和突然的外伤、慢性劳损等引起，发病后又多引起腰部功能活动受限，被动体位，因此体位、姿势对腰椎间盘突出症的产生、诱发、发展、转归有着重要的意义。腰椎间盘突出症无论手术还是保守疗法治愈后，都有一定的复发率，通过肢体的功能锻炼，纠正肢体活动的不良习惯，改变腰椎周围力的不平衡，可以预防或减缓腰椎间盘疾病的产生、发展，治愈之后，也可预防腰椎间盘突出症症状的复发，且没有痛苦，方法简便，患者乐于接受。

一、功能锻炼的作用

骨、关节的运动是靠肌肉的收缩、舒张来完成的，肌肉牵拉的方向决定骨、关节运动的方向，其牵拉力的大小决定着活动程度，腰椎间盘突出症的功能锻炼，可保护、稳定腰椎，纠正腰椎结构的改变，缓解肌紧张、肌痉挛，改善血液循环，促进新陈代谢，加速炎症的消散吸收，预防粘连，减轻对神经根的压迫，部分较轻患者，通过功能锻炼可获得痊愈，较重者，也有不同程度的帮助。

1. 保护和稳定腰椎

腰椎间盘突出症使腰部的结构发生变化，破坏了腰椎的内在稳定性，打破了腰部力的平衡，腰活动的减少使腰部肌肉萎缩无力，降低了腰部的外在稳定性，腰部的功能锻炼，增加了腰部的肌力，改善了肌萎缩，增加了腰椎的外在稳定性，腰椎周围肌肉围绕腰椎形成一条强有力的肌性腰围，有直接保护和稳定腰椎的作用。同时腰椎前的腹肌收缩能使腹内压增高，承担了部分重力，减轻了腰椎的负荷，也减轻椎间压力，间接地保护了腰椎。

2. 缓解肌肉紧张、痉挛

腰椎间盘突出症，打破腰椎周围力的平衡，某一方向长期的活动，或持续某一姿势，使一部分肌肉长期用力得不到休息，肌纤维因过劳而损伤，未损伤的肌纤维需更大的力量代偿损伤部位功能，其对损伤部位的保护也需付出更大的力量，这样就形成了肌紧张甚则肌痉挛，较长期的肌紧张、痉挛，可使肌纤维进一步损伤，使腰疼症状加重，还能增大腰椎负荷而不利于腰椎间盘突出物的修复，腰部的功能锻炼，使腰椎周围肌肉舒缩有序，肌肉放松，肌紧张、痉挛有所缓解，降低腰椎的负荷。

3. 改善血液循环、增强新陈代谢

腰椎间盘突出症的损伤可产生炎性致痛物质，肌肉紧张、痉挛，因肌缺血引起代谢产物蓄积，均可使腰部疼痛等症状加重。腰部的功能锻炼，增加了腰部的活动，通过肌肉的收缩、舒张，增加了局部的血流量，促进了血液循环，稀释并带走致痛物质和代谢产物，增强了腰部的新陈代谢。

4. 减轻或纠正腰椎结构的异常改变

腰椎间盘突出症改变了腰椎的固有结构，机体的保护性反应也使腰部的形态结构发生改变，腰部的功能锻炼，使腰椎各个方向都得到活动，对某一方面的病理改变有所缓解。锻炼的过程，也是力平衡逐渐恢复的过程，由于力平衡的逐渐恢复，腰椎形态、结构也逐渐恢复，由于多个方向的活动，力的大小适宜，其恢复的过程是良性的，不会出现新的不良改变。

5. 纠正腰部不良的习惯姿势

腰椎间盘突出症多由于腰部不良习惯姿势的慢性损伤引起，腰部的功能锻炼，各个方向都能得到锻炼，一开始是患者的被动运动，或自主运动，自主纠正，逐渐过渡到其不由自主的活动和纠正，成为日常生活中的一部分，不同程度地改变生活中的不良习惯，纠正其不良姿势，改善了腰部的功能活动。

6. 舒筋活络、濡养筋脉关节

腰椎间盘突出症局部因损伤而产生离经之血，瘀血内停，新血则不达，气血不充，筋脉失养则拘挛疼痛。腰部的功能锻炼，一方面可促使血液运行，祛瘀生新，舒筋活络，另一方面血运充足，筋脉得养，利于缓解拘挛疼痛，使关节滑利，屈伸灵活。

7. 减轻或消除无菌性炎症，防止神经根粘连，减轻对神经根的压迫

腰椎间盘突出症突出局部形成无菌性炎症，刺激神经根而产生疼痛，日久形成神经根周围的粘连使症状缠绵难愈。腰椎功能锻炼使腰部活动度增加，代谢旺盛，水肿、炎症加速外排，持之以恒的功能锻炼可不同程度地减轻或消除局部的无菌性炎症，减轻或消除对神经根的刺激，水肿的消除，使神经根周围空间加大，减轻了对神经根的压迫，神经根随下肢的活动而有一定程度的滑动，防止了与周围组织的粘连，从而使神经根的刺激压迫减轻，临床症状有不同程度的缓解。

8. 强身健体，扶正祛邪

腰椎间盘突出症因疼痛而不敢活动，不动、少动使肌肉废用性萎缩，机体代谢下降，正气不足，功能锻炼能促进机体气血运行，血液流畅，增强了腰部和机体的体质和抗病力，精血充足，筋骨强健，起到了健身强体，扶助正气，祛除邪气，有病可治，无病可防的作用，有利于腰部功能活动的康复。

二、功能锻炼的原则

腰椎间盘突出症因突出的程度、方向不同，患者的体质差别，临床表现也轻重不同，其功能锻炼因人而异，一般应遵循以下原则。

1. 由远端到近端

较重型腰椎间盘突出症，因痛而不敢活动，功能锻炼应先从脚部、小腿等开始，由远端至近端，视情况再进行腰部的功能锻炼。

2. 由被动到主动

重症患者，不敢做主动的功能锻炼，需要锻炼者，应先有医生或家人做被动的功能活动，症状缓解后，视情况再做主动的功能锻炼。

3. 力量由轻到重，幅度由小到大

功能锻炼不能一开始就做较重的、大幅度的活动，应视病情和体质情况，先做力量较轻、幅度较小的活动，逐渐增加，再做力量较大、幅度较大的活动。

4. 循序渐进

功能锻炼为腰椎间盘突出症的辅助疗法，不可能取得速效或短时间内见效，应该有耐心，循序渐进，持之以恒，贵在坚持，日久可产生疗效，确有减轻症状、防止复发的作用，有时可取得较好的效果。

三、功能锻炼的方法

1. 腰背肌的功能锻炼

（1）腰部前屈后伸活动　站立位，两足分开与肩同宽，两手叉腰，腰部肌肉放松，做腰部前屈、后伸各 20 次，幅度尽量大（图 11 - 1）。也可取坐位，双手叉腰，先双肘向前屈腰，再肘向后挺胸，反复活动各 20 次。

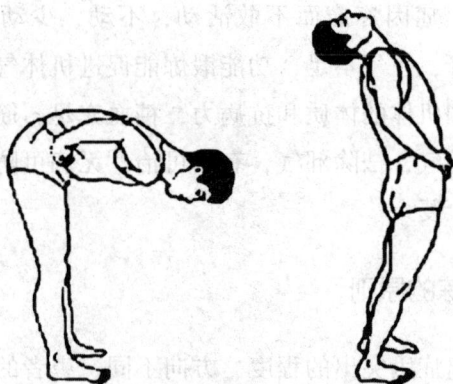

图 11 - 1　前屈后伸

（2）腰部侧屈活动　站立位，双足并拢，双手叉腰，先向左侧屈至最大，再向右侧屈，如此反复各 20 次（图 11 - 2）。

（3）腰部旋转活动　站立位，两足分开与肩同宽，双手叉腰，腰部先顺时针旋转，然后逆时针旋转，幅度尽量大，交替进行各 20 次（图 11 - 3）。

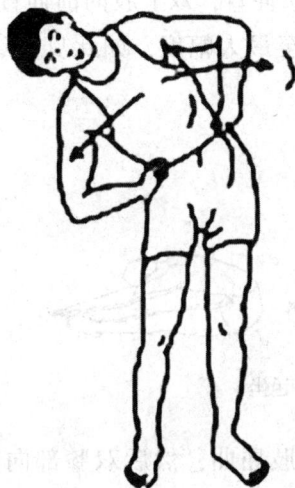

图 11-2　腰部侧屈　　　　　　图 11-3　腰部旋转

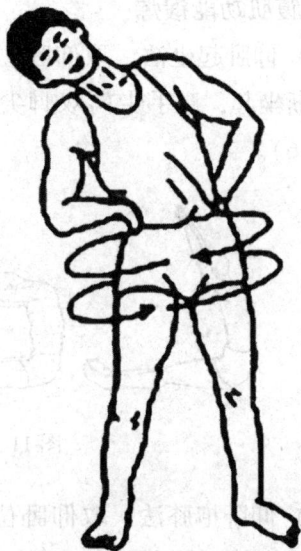

（4）拱桥式　取仰卧位，先以双足跟、双肘，后头部为支点（五点法），用力将腰、臀、胸挺起，如拱桥式，逐渐过渡到以双足跟，头后为支点（三点法），将腰臀挺起反复锻炼约 20 次（图 11-4）。

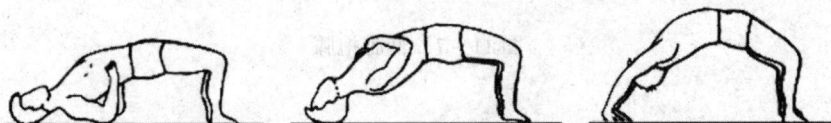

图 11-4　拱桥式

（5）飞燕式　取俯卧位，双臂放于身体两侧，双腿伸直，将头、双上下肢用力抬起，腹部着床，整个身体呈反弓形，如燕飞状反复练习约 20 次。如腰痛锻炼不到位，也可只抬头、胸或双下肢，逐渐过渡至飞燕式（图 11-5）。

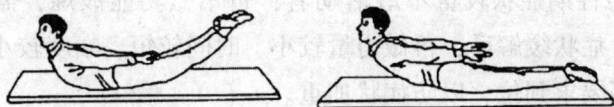

图 11-5　飞燕式

2. 腹肌功能锻炼

（1）仰卧起坐法　取仰卧位，双下肢伸直，双上肢向前伸直，将上半身逐渐坐起，双手尖向双脚尖靠近直至最大幅度，如此反复约 20 次（图11 -6）。

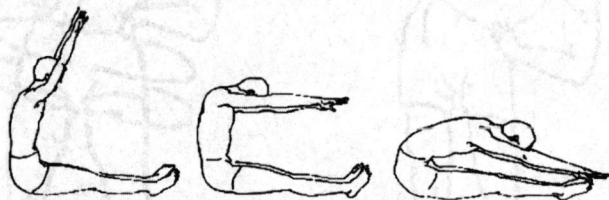

图 11 - 6　仰卧起坐

（2）仰卧抱膝法　取仰卧位，双下肢屈曲，然后双膝部向胸部靠近，双手抱膝至最大限度（图 11 - 7），如此反复约 20 次。

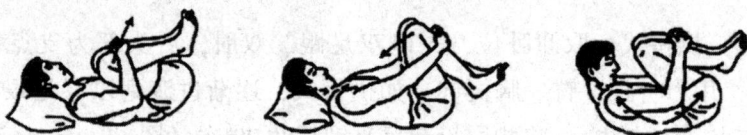

图 11 - 7　仰卧抱膝

四、注意事项

功能锻炼为治疗腰椎间盘突出症较好的辅助疗法，对预防和治疗腰椎间盘突出症有重要的作用，但方法要得当，力量要适宜，幅度大小与患者的症状、体质相适应，否则不利于腰椎间盘突出症的康复，甚者有可能使症状加重，因此，功能锻炼必须注意以下几点：

（1）急性期症状较重不敢活动者，暂不做功能锻炼，需卧床休息一周左右，症状缓解后，再做力量较小、时间较短、幅度较小的功能锻炼，动作不要求到位，以防症状加重。

（2）腰椎间盘突出症不但要做腰背部的功能锻炼，还要做腹部的功能锻炼，方可取得较好的疗效。

（3）功能锻炼的力量、幅度的大小因人而异，体质较好、症状较轻者力量和幅度大些，年老体弱、症状较重者力量和幅度小些，预防时力量、幅度大些，要求尽量到位，治疗时幅度小些，不一定到位，开始时力量、幅度小些，逐渐增大，直至到位。

（4）功能锻炼要和缓有力，不可过快、过猛、过于生硬，以防症状加重。

（5）要坚持不懈、持之以恒。功能锻炼作为辅助疗法，不可能取得较快的疗效，寄希望短期内练好的可能性不大，要坚持锻炼，持之以恒，使症状在锻炼中逐渐减轻，直至消失。对于预防腰椎间盘突出症产生和复发者，更应坚持更长的时间，可作为身体锻炼的重要部分，长期坚持，方可有满意的效果。

（6）功能锻炼过程中，如果某动作使症状加重，应立即停止锻炼该活动，或减小力量、幅度，待症状减轻改善后再锻炼或加重力量、幅度，以防加重病情。

（7）腰椎间盘突出症患者不要穿高跟鞋，功能锻炼者更不能穿，因高跟鞋不宜保持腰部力的平衡，使人体重心前移、骨盆前倾、腰前凸加大、症状加重，不利于疾病的康复。

五、预防

腰椎间盘突出症多由姿势不良、慢性劳损、外伤、受凉等因素引起，而在工作和生活中，纠正或避免这些因素，可减少、避免腰椎间盘突出症的产生、复发。因此要预防腰椎间盘突出症的产生除功能锻炼外，还需纠正不良的姿势，避免腰部突受暴力，注意保暖等。

1. 姿势要正确

腰椎为人体运动的枢纽，且为人体脊柱负重最大者，其有前屈、后伸、侧屈、旋转等动作，保持腰部良好姿势使腰在活动中保持平衡、腰椎间盘免受损伤，因此在工作和学习中，腰部姿势要正确，对于长期处于同一个姿势者，要不断变换体位。

久坐者要经常调整体位。对于需久坐工作者，如电脑操作员、驾驶员、会计、缝纫工、文字工作者等，久坐增加腰部压力，易慢性损伤，工作中应站立活动，加以调节，或在坐位中经常调节体位，使受力点转移。椅子由于有靠背，可以承担躯体部分压力，使腰部肌肉、韧带处于相对松弛状态，减少损伤机会，应将腰背部靠于座椅背部，工作时应将椅子尽量拉向桌子，缩短桌椅间的距离。桌子高度应以 70～80cm 为宜，座椅高度比小腿短 1～5cm 为宜。

不要弯腰太久。弯腰活动的力量在下腰部，过多持续弯腰的工作如站立弯腰做工、农活、画画等以下腰部为支点重复屈折，易致腰椎间盘的慢性损伤，关节创伤，易致腰椎间盘突出，尤其是弯腰向一侧倾斜的工作更易致腰椎间盘突出，此类工作者较坐位者更要改变体位，进行腰部的调节。

搬、抬、端重物动作要协调。搬、抬、端重物，腰部多处前屈位，虽时间不太长，但力量较大，由于杠杆作用，作用于腰部的力量会更大，瞬间产生的暴力而致椎间盘突出，做这类活动时，要注意腰、腿的协调配合，躯干、四肢关节略屈曲位，要保持腰部力量的平衡，避免瞬间暴力外伤。

负重不要太重太久。长期负重的工作，腰椎间盘处于高压状态，易产生慢性积劳性劳损，超负荷会使椎间盘损伤更大，此类工作，时间不宜过长，要注意休息。

2. 床要适宜

人超过 1/3 的时间是在床上度过的，床是人体休息的主要场所，不合适的床，不但不能使腰椎间盘充分放松，还会加重或诱发腰痛，因此，对床的选择非常重要，床的高度应超过小腿的高度 1～5cm。床的硬度要适宜，不要过硬或过软，过硬或过软的床不能配合腰椎的正常弯曲，腰部得不到有效支持，不仅会使腰椎得不到充分休息，还会加重病情，一般选择质量好，较硬些的席梦思或硬板床，垫 3cm 厚的垫子，使休息时仰卧位能保持腰椎正常生理前凸，侧卧时保持腰椎不侧弯。

3. 避免腰部受凉

腰部受凉，使局部肌肉紧张收缩，血运减少，代谢障碍，影响气血的运行，可产生腰椎间盘突出症等腰部疼痛症状，故冬春季气候变化时发病率增高。因此要注意保暖，避免腰部受凉，天寒要增加衣被，妇女不要穿上衣过短的衣服，夏天空调不要将温度调的过低，以 26～27℃ 为宜，电风扇不要吹的时间过长，晚上开窗通风不要过度等。咳嗽、喷嚏可致腹内压突然增加而引起腰椎间盘突出，而受凉可引起感冒而出现咳嗽、喷嚏等，所以保暖从另一方面也可减少腰椎间盘突出。

4. 避免意外暴力

少做剧烈运动，或剧烈运动前要有充足的思想准备，尽量避免意外暴力作用于腰部。

5. 不过食生冷食物、忌烟酒等

过食生冷，寒邪直冲脾胃，损伤阳气，致脾胃吞塞，血气凝滞，经脉瘀阻，使腰腿疼痛加重。

参 考 文 献

［1］郭世绂．临床骨科解剖学．天津：天津科技出版社，1988

［2］朱汉章．小针刀疗法．北京：中国中医药出版社，1992

［3］李平华．肩周炎．北京：人民军医出版社，1995

［4］黄强民，庄小强，谭树生，等．肌筋膜疼痛触发点的诊断与治疗．南宁：广西科学技术出版社，2010

［5］张亚平．浮针疗法．北京：人民卫生出版社，2003

［6］史可任．颈腰关节疼痛及注射疗法．5版．北京：人民军医出版社，2012